Voegeli

Die Kreislauferkrankungen

Die Kreislauferkrankungen

(Herz, Gefäße und Systemerkrankungen)

Von Dr. med. Adolf Voegeli

2. Auflage

Karl F. Haug Verlag · Heidelberg

CIP-Kurztitelaufnahme der Deutschen Bibliothek

Voegeli, Adolf
Die Kreislauferkrankungen : (Herz, Gefäße u. Systemerkrankungen). — 2. Aufl. — Heidelberg : Haug, 1978.
ISBN 3-7760-004-X

© 1970 Karl F. Haug Verlag, Heidelberg
Alle Rechte, einschließlich derjenigen der photomechanischen Wiedergabe und des auszugsweisen Nachdrucks, vorbehalten.
ISBN 3-7760-0004-X   Verlags-Nr. 7871
2. Auflage 1978
Gesamtherstellung: Pilger-Druckerei GmbH, 6720 Speyer

Inhalt

Vorwort 7

Kreislauferkrankungen 9
  1. Endokarditis 9
    Wichtige differentialdiagnostische Merkmale zur Mittelwahl 26
  2. Myokarditis 29
    Chronisch-degenerative Myokarditis 43
  Klappenfehler und Dekompensation 61
  Perikarditis 73

Hypertonie und Hypotonie 88
  Die Hypotonie 103
  Angina pectoris und Hypertonie 133

Die Erkrankungen der peripheren Gefäße 161
  Erkrankungen der Venen 161
  Phlebitis acuta 161
  Phlebitis chronica 176
  Thrombophlebitiden 177

Arzneimittelverzeichnis 188

Vorwort

Dieser neue Band der klinischen Homöopathie behandelt die Kreislauferkrankungen und zerfällt in 3 Teile: Erkrankungen des Herzens, der Gefäße und die Systemerkrankungen (Hypertension und Hypotension). Er reiht sich an die bisher erschienenen Bände an und bereichert die klinische Homöopathie um eine weitere Krankheitsgruppe. In bezug auf Anordnung und Bearbeitung des Stoffes wurden die gleichen Prinzipien befolgt wie in den bisherigen Bänden, das heißt das Werk soll als Lehrbuch und Nachschlagewerk für den täglichen Gebrauch in der Praxis dienen. Infolgedessen gelten für seinen Gebrauch dieselben Grundsätze, welche in den früheren Bänden bereits auseinandergesetzt wurden, weshalb mir eine Wiederholung derselben nicht nötig erscheint.

Beifügen möchte ich indessen noch, um Mißverständnissen vorzubeugen, daß bei jedem Krankheitsbilde nur d i e j e n i g e n Leitsymptome und Modalitäten angegeben sind, welche für die betreffende Krankheit besonders wichtig sind, während andere Symptome und Modalitäten, die bei anderen Krankheiten auch von Bedeutung sein können, nicht erwähnt wurden. Diesen Grundsatz streng durchzuführen, hielt ich in dieser, wie in den vorangegangenen Arbeiten dieser Art für ganz besonders wichtig, wenn das Buch dem Praktiker den Dienst leisten soll, für den es vorgesehen ist, das heißt ihm ein rasches Nachschlagen in allen einschlägigen Fällen zu ermöglichen. Selbstverständlich ist die Auswahl der Symptome eine Ermessensfrage; die Literatur und eigene Erfahrung gaben mir dafür die Richtlinien. Wie groß aber die Bedeutung einer nur beschränkten Anzahl von Symptomen bei jeder Krankheit ist, geht schon daraus hervor, daß zum Beispiel im „Allen" dem *Phosphor* 98 Seiten gewidmet sind, dem *Sulfur* gar 136 Seiten, worunter allein m e h r e r e Seiten nur den Modalitäten. Eine umfangreiche Aufzählung von Symptomen würde daher allein bei den Kreislauferkrankungen mehrere Bände füllen, das Buch als Nachschlagewerk unbrauchbar machen, und eine solche Vollständigkeit wäre überdies zwecklos, weil der größte Teil der Symptome bei der hier behandelten Krankheitsgruppe belanglos, ja zum Teil sogar irreführend wäre. Nur ein Beispiel: *Spongia* hat Verschlimmerung v o r Mitternacht außer bei Herzbeschwerden; letztere verschlimmern sich n a c h Mitternacht. Eine Erwähnung der ersten allgemeinen Modalität bei Herzkrankheiten wäre also f a l s c h ! Dies mag der Leser stets bedenken, wenn er bei den verschiedenen Krankheitsbildern dementsprechend auch textliche Verschiedenheiten vorfindet.

Ich danke wiederum den zahlreichen Hörern, die meine Kurse stets besuchen und deren Fragen und Anregungen mir die Niederschrift der Vorträge erleichtert und manche Verbesserung ermöglicht haben, ferner auch dem Nachfolger von Herrn Haug, Herrn Dr. E. Fischer, für die Inverlagnahme und die schöne Ausstattung des Buches.

Pully, den 22. November 1969

Dr. med. A. Voegeli

Kreislauferkrankungen

1. Endokarditis

Man unterteilt dieses Kapitel in akute Endokarditis, wie sie beispielsweise nach oder während eines Anfalles von Gelenkrheumatismus auftritt, und die chronische Endokarditis als Folge einer Dauerinfektion, beruhend auf einer Metastasierung der Krankheitserreger, die von den Tonsillen, aus den Zähnen oder auch aus anderen Herden stammen können, sich allmählich akklimatisieren und im Endothel des Herzens und der herznahen Gefäße zu Folgeerscheinungen aller Art führen.

Die Mittel der akuten Endokarditis sind in erster Linie folgende:

Aconit, Belladonna, Cactus grandifloris, Colchicum, Convalleria, Lachesis, Magnolia, Spigelia, Spongia und *Veratrum viride*.

Bei der chronischen Endokarditis kommen bei Beginn alle diese Mittel ebenfalls in Betracht, später kommen noch dazu:

Arsenic. album, Digitalis, Naja, Lachesis und *Phosphor* sowie selbstverständlich alle konstitutionellen Mittel, wenn diese durch die Konstitution des Patienten angezeigt sind.

Bei akuter Endokarditis sind folgende Mittel angezeigt:

Mittel	Klinisches	Leitsymptome
Aconit	Akute Endokarditis mit hohem Fieber.	**Plötzlicher** Beginn meist nach Erkältung mit raschem Fieberanstieg und allgemeiner Schwäche. In der Regel keine Schweiße. Angezeigt meist nur in den ersten 24 Stunden nach Beginn der akuten Symptome.
Belladonna	Endokarditis mit plötzlichem heftigem Beginn, meist heftigem Herzklopfen, Pulsieren der Gefäße im Kopf und raschem, aber schwachem Puls.	Gesicht rot, Gefäße injiziert, Konjunktiven entzündet, Schwellungen des Gesichts und der Lippen. Heiße Schweiße.
Cactus grandifloris	Kommt in Betracht, wenn die akutesten Erscheinungen abgeklungen sind, also etwa vom 2. oder 3. Tag ab, oder wenn der Beginn von Anfang an weniger akut war. Endokarditis oft begleitet von Mitralinsuffizienz und heftiger, beschleunigter Herzaktion.	Empfindung, als ob das Herz mit einer eisernen Hand gepackt und zusammengequetscht würde. Ähnliche Empfindungen (wie von Zusammengeschnürtwerden) können auch an anderen Körperstellen vorkommen, zum Beispiel an den Extremitäten. Ausstrahlen dieser Konstriktionsschmerzen gegen den linken Arm. Kalte Schweiße. Herzklopfen mit Schwindel, Dyspnoe und Gasauftreibung des Bauches. Stiche im Herzen. Puls rasch, schwach und unregelmäßig. Kopfweh von Blutüberfüllung des Kopfes, wie wenn Kopf in einem Schraubstock eingepreßt wäre. Nasenbluten. Zusammenschnürungsgefühl im Oesophagus mit trockener Zunge, wie wenn sie

Fortsetzung Seite 12

Psyche	Verschlimmerung	Besserung
Furcht und große Ängstlichkeit, Angst vor dem Tode, den er oft auf die Stunde genau prophezeit, Unruhe, verträgt keine Geräusche, besonders keine Musik.	Abends und nachts, im warmen Zimmer, Bewegung und Anstrengung, Liegen auf der kranken Seite, Musik, Tabakgeruch.	Frische Luft.
Patient ist aufgeregt, Hypersensibilität der Sinnesorgane. Verlangen wegzulaufen. Sieht oft wilde Tiere oder andere schreckenerregende Dinge.	Erschütterung, Geräusch, Sonnenbestrahlung, Zugluft. Gegen Abend. Liegen.	Aufsitzen im Bett.
Angst zu sterben, Ängstlichkeit überhaupt. Schlecht gelaunt, traurig, wortkarg.	Linksseitenlage, Gehen, besonders Treppensteigen. Zu Beginn des Nachmittags. 11 Uhr und 23 Uhr.	Frische Luft.

Mittel	Klinisches	Leitsymptome
		verbrannt wäre. Ausgesprochene Periodizität. Prostration, **Dysmenorrhoe**. Ödeme der Hände und der Füße, eiskalte Hände, Unruhe der Beine. Fieber tritt regelmäßig zur **selben** Stunde auf, meist um 11 Uhr morgens, begleitet von Kälteempfindungen, kaltem Schweiß und Bangigkeitsgefühl in der Herzgegend. Oft **subnormale** Temperatur.
Kalmia	Sehr wichtiges Mittel bei Endokarditis nach Abklingen der akuten Symptome. Rheumatische Endokarditis. Herz schwach, Puls langsam, Herzklopfen schlimmer beim Vorwärtsbeugen.	Sehr heftige Schmerzen in der Herzgegend, welche ihm den Atem verschlagen und gegen den **linken Arm ausstrahlen**. Heftige Herzaktion **abwechselnd** mit verlangsamtem Puls. Herzensangst. Herzflattern mit Ängstlichkeit. Neuralgische Schmerzen in den Gliedern, welche von **oben nach unten** schießen. Schmerzen, wie wenn man mit einer Lötlampe den Gliedern entlang abwärts fahren würde, oder wie von einem heißen Sandstrahl. Albuminurie, Schwindel, rheumatische Gelenkschwellungen, rheumatische Schmerzen und Steifigkeit der Augenmuskeln, Schwierigkeit, den Blick nach verschiedenen Richtungen zu lenken. Rheumatische Magenschmerzen mit Übelkeit und Erbrechen, schlimmer beim Vorwärtsbeugen, besser beim Aufrechtsitzen *(Dioscorea).*

Psyche	Verschlimmerung	Besserung
		Vorwärtsbeugen, Zusammenkauern, Abwärtsschauen, Bewegung an der frischen Luft.

Mittel	Klinisches	Leitsymptome
Colchicum	Endokarditis mit heftigen Schmerzen in der Herzgegend, begleitet von Oppression, Dyspnoe oder Bangigkeit, Puls fadenförmig. Sehr schwache Herztöne.	**Eisige Kälteempfindungen** in den verschiedensten Organen. Hypersensibler Geruchssinn (Übelkeit schon beim **Geruch** oder beim **Anblick** der Speisen). Plötzliche Gelüste, irgend etwas zu essen, aber ebenso plötzlicher Aberwillen gegen die Speisen, sobald sie auf dem Tisch stehen. Alternierendes Zurückschlagen von rheumatischen Gelenkschwellungen und Gelenkschmerzen auf den Magen mit ausgesprochener Tympanie. Die Därme sind voller Gase *(Carbo vegetabilis, Antimonium tartaricum)*. Leberstörungen, Schmerzen auf der Leber, begleitet von Durchfall; ganz besonders **Herbstdurchfall**. Befallensein besonders der kleinen Gelenke, seltener Lumbago oder Schmerzen der Ileosakralgelenke. Hauptindikation: Herzmetastasen infolge akutem oder chronischem Gelenkrheumatismus.
Digitalis	Angezeigt beim Übergang in ein mehr chronisches Stadium.	**Langsamer Puls, Zyanose, entfärbte weiße Stühle,** erschwertes Harnlassen. Ödematöse Prostataschwellung. Dyspnoe. Süßlicher Geschmack des Auswurfs. Neigung zu Ödembildung, flüchtige oder auch chronische, periodisch auftretende Hauterytheme. Empfindung, als ob das Herz zu schlagen aufhöre.

Psyche	Verschlimmerung	Besserung
Träumt von Mäusen, Prostration.	Sonnenuntergang bis Sonnenaufgang, Bewegung, Schlafmangel. Speisegerüche. Der Anblick der Speisen, geistige Anstrengung.	Zusammenkauern, Rumpfbeugen *(Colocynthis)*.

Hat nicht gern, wenn man ihn anspricht, Absonderung von der Umwelt. Erwacht plötzlich in der Nacht und hat einen Schreck, wie wenn er von einer großen Höhe heruntergefallen wäre. **Perioden von großer Aktivität abwechselnd mit Perioden völliger Abneigung gegen Arbeit.** Angstgefühle, melancholisch.	Aufrechtsitzen, nach dem Essen, körperliche Anstrengung, Musik, Bewegung.	Leerer Magen, in frischer Luft.

Mittel	Klinisches	Leitsymptome
Convalleria	Im späteren Stadium der akuten Endokarditis.	Empfindung, als ob das Herz zu schlagen aufhöre und dann plötzlich wieder einsetze. Empfindung einer rauhen und empfindlichen Zunge, begleitet von kupfernem Geschmack im Munde; dickschmutzige oder weiß belegte Zunge. Rauhigkeitsempfindung und schmerzhafte Trockenheit des Rachens. Übelriechender Urin. Empfindung, als ob das Herz durch die ganze Brustwand hindurchpochen würde. Orthopnoe (im Gegensatz zu den meisten übrigen Mitteln). Rascher und unregelmäßiger Puls. Angina-pectoris-ähnliche Beschwerden. **Haare berührungsempfindlich.** Dem Fieberstadium geht oft ein absteigendes Kältegefühl im Rücken voraus, hierauf folgt das Fieber mit sehr mäßigem Schweiß. Das Kältegefühl wird oft von Durst und Kopfweh begleitet. Während der Fieberattacke tritt dann Dyspnoe auf.

Das Mittel kann auch ganz allgemein bei Herzkranken gegeben werden, wie es die Allopathen mit *Digitalis* tun, auch wenn die typisch wahlanzeigenden Symptome fehlen. Man gibt dann entweder: D 1 – 3mal 5 Tropfen täglich, oder Tinktur: 2mal 5 Tropfen täglich.

Mittel	Klinisches	Leitsymptome
Lachesis	Endokarditis mit verminderter Resistenz der Gefäßwände, daher Ekchymosen, Purpura und Hämorrhagien. Toxische Zustände, Prostration.	Herzklopfen mit Ohnmachtsanfällen, Zusammenschnürungsgefühl besonders im oberen Teil der Brust und gegen **Hals** und Kiefer ausstrahlend, begleitet von

Fortsetzung Seite 18

Psyche	Verschlimmerung	Besserung
Leicht beleidigt und betrübt, zum Schmollen neigend, reizbar.	Warmes Zimmer, Treppensteigen.	Frische Luft.
Gesprächigkeit, denkt laut. Depression schlimmer morgens, Eifersucht, Nachtarbeiter. Religiöse Wahnideen. Fanatismus.	**Nach Schlaf,** während dem Schlaf, im **Frühling** und **Herbst,** warme Bäder, **Kleiderdruck,** warme Getränke. **Feuchte Wärme;** feuchtwarmes Wetter.	**Ausflüsse, Schweiße, Menses,** warme Umschläge.

Mittel	Klinisches	Leitsymptome
		Herzensangst. Zyanose. Äußerste **Empfindlichkeit des Kehlkopfes** auf Berührung. **Linksseitige** Anginen. Verlangen nach Alkohol. Kardiagegend berührungsempfindlich, ebenso Leber. Die Schmerzen gehen von rechts nach links. Kopfschmerzen an der Nasenwurzel beginnend, nach dem Hinterhaupt ausstrahlend, treten in Wellen auf, Linkslateralität.
Naja	Ziehen und Stechen in der Herzgegend, begleitet von Präkordialangst. Empfindung eines Gewichtes auf dem Herzen. Die Schmerzen strahlen nach dem Nacken, der linken Schulter und dem linken Arm aus, oft begleitet von Todesangst und von Kopfweh im Vorderhaupt und in den Schläfen. Puls unregelmäßig in bezug auf die Stärke. Akute und chronische Endokarditis, Herzbeschwerden nach akuten und chronischen Infektionen und insbesondere nach Gelenkrheumatismus.	Chronische Leukorrhoe. Ausfluß riecht nach Fisch. Zusammenschnürungsgefühl an der Kehle, greift danach. Reizhusten mit dickem, zähem Auswurf und ebensolchem Speichel. Linksseitige Ovarialneuralgien. Empfindung, als ob der linke Eierstock gegen das Herz gezogen würde *(Murex)*. Ovarialschmerzen gegen die Leisten ausstrahlend, äußerst tiefer Schlaf, wie ein Murmeltier mit röchelnder Atmung.
Magnolia grandiflora	Herzbeschwerden **nach** Endokarditis.	Empfindung, als ob das Herz stillstehen würde, begleitet von ohnmachtsartigen Zuständen. Herzbeklemmung mit Unmöglichkeit, den Brustkorb auszudehnen. Dyspnoe mit krampfartigen Schmerzen in der

Fortsetzung Seite 20

Psyche	Verschlimmerung	Besserung
Studiert ständig über seine Krankheit nach. Eingebildete Krankheitssymptome. Der Zustand ist aber meist ernst. Abneigung gegen Sprechen. Hat Angst, allein zu sein. Angst vor dem Regen.	Stimulantien.	Gehen in frischer Luft.
	Feuchtes Wetter, morgens beim Aufstehen, am Morgen, Linksseitenlage; Gehen.	Trockenes kaltes Wetter, Bewegung. Menstrualfluß.

Mittel	Klinisches	Leitsymptome
		Herzgegend. Angina-ähnliche Beschwerden. Schmerzen in der Herzgegend, begleitet von Jucken an den Fußsohlen, ständig müde und abgeschlagen. Erratische Schmerzen von außerordentlicher Heftigkeit, besonders in den Gelenken. Taubheitsgefühl im linken Arm. Rheumatische Schmerzen in den Sternoclaviculargelenken. Ziehende Schmerzen in den Extremitäten.
Phosphorus	Endokarditis. Nervöse Komponente steht im Vordergrund. Rechtes Herz besonders befallen. Heftiges Herzklopfen mit außerordentlicher Präkordialangst, schlimmer bei Linkslage.	**Hitzegefühle** in der Brust und in der Herzgegend kommen wie angeworfen, besonders in der **Dämmerung**. **Kitzelhusten** schlimmer beim Liegen. Neigung zu **hellroten** Blutungen. Brennen beidseits der Wirbelsäule, besonders im dorsalen Teil derselben, ebenso an Händen und Fußsohlen. Schwäche der Extremitäten, Taubheitsgefühl in denselben. Sehr nervös um künstliche Lichtquellen herum, dann erscheinen Buchstaben rötlich. Gehör vermindert, besonders auf menschliche Stimmen. Konstitution **groß** und **aufgeschossen**, oft **rötliche** Haarfarbe, **starker Durst** auf kaltes Wasser, **ständiger Hunger** oft auch direkt nach dem Essen. Aufstoßen von Speisen nach dem Essen. Verlangen nach **kalten**

Fortsetzung Seite 22

Psyche	Verschlimmerung	Besserung
Leicht entflammt, aber unfähig zu nachhaltiger Anstrengung. Er macht dann die Arbeit außerordentlich langsam. Angst, allein zu sein. Zustände von Hellsichtigkeit und Nachtwandeln. Gedächtnisverlust oder dann wieder ekstatische Zustände. Unruhe, ist immer in Bewegung.	Körperliche und geistige Anstrengung, **Dämmerung**. Warme Speisen und Getränke. Berührung, Wetterwechsel. Durchnässen. Linksseitenlage. **Während Gewitter**, Treppensteigen. Nach dem Essen.	Nachts, bei Dunkelheit, Rechtsseitenlage, kalte Speisen und Getränke, frische Luft. Kalte Abwaschungen. Nach Schlaf, selbst nach kurzem.

Mittel	Klinisches	Leitsymptome
		Speisen und Getränken, ferner nach **stark gewürzten Speisen.** Leberschmerzen. Degeneration der parenchymatösen Organe (Leber, Niere). Dünnkalibrige, äußerst übelriechende Stühle, oft entfärbt. Neigung zu Durchfall. Hat keine Kraftreserve, erholt sich sehr langsam nach Anstrengungen. Übermäßige Libido mit verminderter Potenz. Taubheitsgefühl in Armen und Händen. Schläfrigkeit nach dem Essen. Plötzliches Versagen der Beine. **Kleine** Wunden bluten **stark.** Neigung zu Purpura.
Spigelia	Endokarditis und Perikarditis begleitet von präkordialen Schmerzen, schwachem und unregelmäßigem Puls. Dyspnoe. Neuralgien in einem oder beiden Armen. Angina-pectoris-ähnliche Beschwerden. Rheumatiker mit besonderer Anfälligkeit des Herzens.	**Linksseitiges supraorbitales** Kopfweh oder Kopfschmerzen, wie wenn der Kopf von einem Band umschnürt wäre. Ziliarneuralgien. Vordere Nase trocken, zäher Schleim retronasal. Fauler Mundgeruch. Stechende Schmerzen in der Herzgegend begleitet von Herzklopfen und Dyspnoe. > Rechtsseitenlage.
Spongia	Endokarditis nach Infekten oder rheumatische Poliarthritis, meist mit Klappenfehlern und Hyperplasie besonders des rechten Herzens. Dazu asthmatische Symptome.	**Erwacht plötzlich nach Mitternacht mit Schmerzen und Atemnot, dazu kommen Hitzewellen zum Kopf und Todesangst.** Druck vom Herzen aus gegen die Brustorgane, wie wenn ersteres sich gegen oben einen Weg bahnen wollte. Rasches und heftiges

Fortsetzung Seite 24

Psyche	Verschlimmerung	Besserung
Äußerst ängstlich vor spitzen Dingen, wie Nadeln usw.	Berührung, Geräusche, Bewegung, Erschütterung, Abwaschungen. Würmer.	Rechtsseitenlage mit hochgelagertem Kopf. Einatmungsphase.
Ängstlichkeit und Furchtgefühle. Jede Erregung verursacht nervösen Husten.	Beim Treppensteigen, im allgemeinen **vor** Mitternacht; Herzbeschwerden aber meist **nach** Mitternacht. Durch Schlaf und nach Schlaf. Wind.	Abwärtsgehen, flachliegen.

Mittel	Klinisches	Leitsymptome
		Herzklopfen mit Dyspnoe. Neigung zu Fließschnupfen oder abwechselnd, bald trockene Nase, dann wieder Nasenfluß. Außerordentlicher Durst und Hunger. Empfindlichkeit auf Kleiderdruck. Schwellung der Samenstränge und der Hoden mit Schmerzen. Asthma begleitet von Amenorrhoe. Große Trockenheit der Respirationsorgane, begleitet von Heiserkeit und reizendem, bellendem Husten. Lymphdrüsenschwellung und Verhärtungen. Wacht nachts plötzlich auf und hat das Gefühl, ersticken zu müssen.
Veratrum viride	Endokarditis, Oesophagitis, rheumatische Metastasen im Herzen, vorwiegend bei plethorischen Personen mit rotem oder blaurotem Kopf.	**Puls langsam, schwach, weich, unregelmäßig,** und oft **aussetzend.** Hypotension. Dumpfes, brennendes Schmerzgefühl in der Herzgegend. Klappenfehler. **Pulsierendes Klopfen im ganzen Gefäßsystem,** besonders aber im rechten Oberschenkel. Neigung zu **Kongestionen,** besonders des **Kopfes** aber auch der Lungen (Lungenentzündung). **Hitzegefühl** im Gesicht und im Kopf. Weiße Zunge mit **roter Furche in der Mitte.** Brennen auf der Zunge. Salivation. Durst, Übelkeit und Erbrechen, schlimmer durch warme Getränke. Urin spärlich. Schmerzen im Nacken

Fortsetzung Seite 26

Psyche	Verschlimmerung	Besserung

Streitsüchtig.

Mittel	Klinisches	Leitsymptome
		nach den Schultern ausstrahlend. Auch Gelenkschmerzen und Muskelschmerzen aller Art. Erysipel, Hyperthermie mit heißen Schweißen.

Wichtige differentialdiagnostische Merkmale zwecks Mittelwahl

Naja und Lachesis

Dies sind die 2 wichtigsten chronischen Herzmittel, und wir müssen sie voneinander unterscheiden lernen, zumal sie einander ziemlich ähnlich sind. Beide Mittel gehören zur Gruppe der Schlangengifte, beide haben ein angina-pectoris-ähnliches Z u s a m m e n s c h n ü r u n g s g e f ü h l, welches ja für viele Mittel charakteristisch ist, besonders für *Cactus grandiflorus*. Zum Unterschied von *Cactus grandiflorus* sitzt aber das Zusammenschnürungsgefühl der Schlangengifte ziemlich h o c h oben, nämlich um den Hals herum, in den Kiefern, mitunter in den obersten Brustpartien. In diesen Fällen nützt *Cactus grandiflorus* absolut nichts, trotzdem wird er aber irrtümlicherweise häufig gegeben. Wenn Zusammenschnürungsgefühle am Hals und den Kiefern auftreten, sind fast ausschließlich Schlangengifte angezeigt: *Lachesis, Naja, Cenchrix* oder *Helonias*, vor allem aber die erstgenannten zwei.

Naja und *Lachesis* haben auch Herzklopfen, Präkordialangst und Arrhythmie, doch bestehen Unterschiede, die uns erlauben, die Mittel voneinander zu differenzieren: *Lachesis* hat mehr Zyanose und livide Verfärbung, es ist verschlimmert durch Schlaf, feuchte Wärme und Kleiderdruck. Im Frühling machen sich diese Verschlimmerungen besonders geltend, der Patient fühlt sich dann zu körperlichen Anstrengungen bei feuchtwarmem Wetter unfähig und kommt leicht außer Atem, besonders bei Anstrengungen mit den A r m e n. Bei *Naja* fehlen alle obengenannten Verschlimmerungen. Typisch für *Lachesis* ist auch sein M i t t e i l u n g s b e d ü r f n i s. Er kann nichts für sich behalten, was er s e l b s t denkt oder was ihn seelisch bewegt, sondern muß alles aus sich heraus geben; er d e n k t l a u t. Das will aber nicht sagen, daß er indiskret sei, denn, was ihm von Drittpersonen mitgeteilt wird, kann er ganz gut verschweigen, außer, wenn es ihn gemütsmäßig in Wallung versetzt. L e i d e n s c h a f t l i c h k e i t ist überhaupt sein psychisches Hauptmerkmal; *Lachesis* ist leicht entflammt, bei religiöser Veranlagung wird er leicht Fanatiker; er will die anderen von seinen Ideen überzeugen und ist ein guter Propagandist. Wenn er hingegen in einer negativen Phase ist, was auch vorkommt, dann neigt *Lachesis* zur Depression bis zum Lebensüberdruß, was sich besonders am Morgen beim Erwachen stark geltend macht.

Lachesis weist ferner eine sehr ausgeprägte L i n k s l a t e r a l i t ä t auf, welche häufig bei Infektionen eine Indikation für seine Wahl abgibt, also linksseitige Anginen, Abszesse, Sinusitiden, ganz besonders, wenn damit Adynamie, Darniederliegen der Lebenskräfte, niederer Blutdruck, Apathie und Zyanose verbunden sind.

Naja ist in allen diesen Punkten von *Lachesis* verschieden: es hat fast keine Zyanose, noch Linkslateralität, noch Verschlimmerung nach Schlaf, ja sogar, zum Unterschied gegen *Lachesis:* eine A b n e i g u n g gegen das Sprechen, hingegen kommen Lebensüberdruß, Suizidgedanken und Depressionen auch vor. *Naja* ist überhaupt viel ärmer an Symptomen als *Lachesis;* seine meisten Symptome sind mehr klinischer Natur. *Naja* ist daher mehr ein Mittel bei organischen, *Lachesis* bei funktionellen, toxischen und nervösen Herzstörungen. Die typische klinische Indikation für *Naja* sind Endokarditis f o l g e n , vor allem Herzfehler und hier wiederum vorzüglich Aortenfehler.

Cactus grandiflorus, Convalleria, Magnolia und Spongia

Klinisch ist allen diesen Mitteln gemeinsam ihre Indikation zur Behandlung der a k u t e n E n d o k a r d i t i s und der A n g i n a p e c t o r i s . Ihre Modalitäten sind aber recht verschieden und erlauben uns die richtige Auswahl des jeweiligen Mittels.

Die D y s p n o e wird verschlimmert:
a) bei *Cactus grandiflorus:* durch Liegen auf der linken Seite.
b) bei *Magnolia:* beim Gehen und ebenfalls Liegen auf der linken Seite.
c) bei *Spongia:* nach Mitternacht, bleibt aber unbeeinflußt durch Bewegung.

Besserung durch frische Luft ist allen diesen Mitteln gemeinsam, doch wird *Magnolia* ganz besonders gebessert durch trockenes, kaltes Wetter (Gegenteil: *Causticum, Hepar sulfuris* und *Nux vomica*).

Verschlimmerung durch Treppensteigen haben *Cactus, Convalleria* und *Spongia*, aber n i c h t *Magnolia*, bei welchem alle Symptome außer der Dyspnoe durch Bewegung gebessert werden.

Empfindung, als ob das Herz stillstehen würde, findet sich bei *Convalleria, Digitalis* und *Magnolia*, bei *Cactus* und *Spongia* nicht. Bei *Convalleria* tritt aber nach anfänglichem Stillstehen sehr rasch die Empfindung auf, das Herz komme wieder in Gang, und diese letztere Empfindung hat n u r *Convalleria* allein.

Verschlimmerung bei feuchtwarmem Wetter: *Convalleria;* bei feuchtkaltem Wetter: *Magnolia*.

Spongia ist besonders indiziert bei Klappenfehlern mit Dyspnoe mit Verschlimmerung n a c h Mitternacht, wo der Spongia-Patient plötzlich erwacht mit Angstgefühl, Herzklopfen und Lufthunger. Hingegen ist sein Husten verschlimmert v o r Mitternacht. Besserung erfolgt bei *Spongia* durch Abwärtsgehen und Tieflagern des Kopfes, also durch die gegenteiligen Modalitäten, welche Herzkranke im allgemeinen charakterisieren, weshalb seine Indikationsstellung leicht ist, wenn man seine wahlanzeigenden Symptome kennt, was ja immer die Hauptsache ist.

2. Myokarditis

a) Die akute Myokarditis

Sie kann auftreten als bakterielle Infektion meist sekundärer Natur und gleicht hier in ihrem Wesen den akuten metastatischen Infektionen aller Art. Zweitens gibt es auch toxisch-allergische Formen, welche in der Regel durch Herdinfektionen (besonders der Zähne) hervorgerufen werden und in das Gebiet der rheumatischen Affektionen gehören.

Beide Gruppen kommen in akuter oder chronischer Form vor. Wenn die akute Myokarditis n i c h t zur vollständigen Heilung kommt, was meist der Fall ist, wenn sie durch Herdinfektionen verursacht wird, entsteht mit Sicherheit ein chronisch-progressives Leiden, das später zu Herzinsuffizienz, Herzerweiterung und Dekompensation mit vorzeitigem Tode führt. Es dauert aber oft Jahre, ja Jahrzehnte, bis der Patient seiner Krankheit erliegt.

D i e   M i t t e l   d e r   a k u t e n   b a k t e r i e l l e n   u n d   t o x i s c h e n   M y o k a r d i t i s   s i n d   f o l g e n d e :

Mittel	Klinisches	Leitsymptome
Aconit	Myokarditis, Herzklopfen mit großer Angst, hohes Fieber mit Fieberhitze besonders im Gesicht, begleitet von Müdigkeit und Abgeschlagenheit in den Gliedern. Schießende Schmerzen in der Herzgegend, schlimmer bei Bewegungen. Druck und **Oppression** in der Herzgegend, oft begleitet von Stichen. Puls voll, kräftig, hart, im Fieberkulminationspunkt hingegen häufig schwach und fadenförmig, begleitet von großer Ängstlichkeit.	**Plötzlichkeit** des Auftretens mit **hohem Fieber**. Gesicht rot, wird aber bleich bei der geringsten Anstrengung, indiziert bei Beginn akuter Infektionen.
Adonis vernalis	Die Myokarditis beginnt mehr schleichend, und ist charakterisiert durch starke Beschleunigung der Herzaktion und schwachen Puls.	Sehr geringe Urinausscheidung, Neigung zu Ödemen, Schwindel beim Aufsitzen oder Aufstehen. Präkordialangst mit Herzklopfen und Dyspnoe, Verlangen, tiefe Atemzüge zu nehmen.
Arsenicum jodatum	Puls unregelmäßig, Herzaktion schwach, Myokarditis.	Schwindel. Reizende fötide Ausflüsse, insbesondere aus der Nase, begleitet von heftigem Niesreiz, chronische Koryza, Neigung zu schuppenden Hautausschlägen und Skrofulose.
Aurum muriaticum	Myokarditis mit lanzinierenden Schmerzen besonders oberhalb des Herzens, heftiges Herzklopfen.	Heftige bohrende Kopfschmerzen während der Fieberattacken, besonders auf den Seiten des Kopfes und in der Stirne, Alveolarpyorrhoe, weiße Zunge, Warzen auf der Zunge, Neigung zu Indurationen der inneren

Fortsetzung Seite 32

Psyche	Verschlimmerung	Besserung
Furcht und große Ängstlichkeit, Angst vor dem Tode, den der Pat. oft auf die Stunde genau prophezeit, Unruhe, verträgt keine Geräusche, besonders keine Musik.	Abends und nachts, im warmen Zimmer, Bewegung und Anstrengung, Liegen auf der kranken Seite, Musik, Tabakgeruch.	Frische Luft.
Reizbarkeit, Abneigung gegen Lesen und geistige Anstrengung.	Bewegung, Bücken, beim Aufsitzen, körperliche Anstrengung, kalte Winde, aber auch **Föhn**.	Mäßige Wärme, Ruhe.
	Körperliche Anstrengung, Wärme.	Kalte Abwaschungen und frische Luft.

Mittel	Klinisches	Leitsymptome
		Organe, besonders der Leber und der Milz, Warzen der Geschlechtsorgane, rotes Gesicht, Ausfallen der Haare und der Augenbrauen, Neigung zu Arteriosklerose.
Cactus grandifloris	Myokarditis mit Herzschmerzen, wie wenn das Herz durch eine eiserne Hand zusammengequetscht würde. Wirbelartige Empfindung, vom Herzen aufsteigend bis zum Gehirn. Stiche in der Herzgegend. Herzklopfen, schlimmer beim Gehen und nachts besonders beim Liegen auf der linken Seite. Unregelmäßiger Puls.	Rheumaartige Schmerzen in den oberen und unteren Extremitäten, **abwärtsziehend,** oft Empfindung, als ob die Glieder mit einer Schnur oder einer Binde eng zusammengeschnürt würden. Ödeme der Hände und der Füße. Ameisenkribbeln oder Taubheit des linken Armes. Kältegefühl im Rücken mit eiskalten Gliedern; kalte Schweiße; Beengung der Brust mit Empfindung eines Gewichtes auf derselben. Zusammenschnürungsgefühl auf der Brust, wie wenn dieselbe durch ein Korsett eingeschnürt wäre; Neigung zu Nasenbluten. Harte schwarze Stühle mit Verstopfung und Empfindung eines Gewichtes im After.
Chininum arsenicosum	Herzklopfen beim Rückwärtsbeugen, Empfindung, als ob das Herz stillstehe, Empfindung von Herzflimmern, begleitet von einem gurgelnden Geräusch, gespannter, langsamer Puls, linksseitige Interkostal- Fortsetzung Seite 34	Allgemeine Müdigkeit und Schwäche bis zur Prostration; eiskalte Haut; Druck über dem Plexus solaris mit Empfindlichkeit der Wirbelsäule in der Höhe des Plexus; dickbelegte Zunge, mit gelbem schlei- Fortsetzung Seite 34

Psyche	Verschlimmerung	Besserung
Melancholisch, wortkarg, traurig, schlecht gelaunt, Angst vor dem Tode.	Nachmittags, Liegen auf der linken Seite, Gehen, besonders Aufwärtsgehen, 11 Uhr und 23 Uhr.	Frische Luft.
Große Ängstlichkeit und Reizbarkeit, Abneigung gegen geistige Arbeit; schwaches Gedächtnis.	Körperliche und geistige Anstrengung bei **leerem** Magen.	Mäßige Bewegung. **Nach** dem Essen. Frische Luft.

Mittel	Klinisches	Leitsymptome
	neuralgie, Angina-pectoris-ähnliche Beschwerden.	migem Belag; bitterer Mundgeschmack, Appetitlosigkeit. Hyperazidität des Magens. Verlangen nach kaltem Wasser, Eier verursachen Durchfall. Periodisch auftretende Anfälle von Atemnot mit Verlangen nach frischer Luft. Schlaflosigkeit bei geringster Erregung; Kälte der Hände und Füße. Photophobie mit Flimmern vor den Augen und Tränenfluß, Schwindel besonders beim Aufwärtsschauen. Druck im Kopf, als ob er zu voll wäre.
Chininum sulf.	Herzklopfen, Myokarditis, lanzinierende Schmerzen in der Herzgegend, welche gegen das Herz gerichtet sind. Atem kurz und schwierig, verschlimmert durch Anstrengung. Beklemmung auf der Brust; plötzliche Erstickungsanfälle während der Nacht, besonders gegen Mitternacht.	Plötzliche Ohnmachten. Außerordentliche **Empfindlichkeit** der **Dornfortsätze** der Wirbelsäule auf Druck, insbesondere der **letzte** Zervikal-Wirbel. Die Schmerzen in der Wirbelsäule strahlen ins Genick und in den Kopf aus. Heftiges Läuten und Brausen oder Summen in den Ohren mit Herabsetzung des Gehörs; akute arthritische Schmerzen. Sehstörungen infolge von retrobulbärer Neuritis, Singultus, Urin meist getrübt mit schleimigem flockigem Sediment, öftere Blutbeimengungen und übermäßiger Gehalt an Chloriden. Verstärkte Urinausscheidung; bei Fieber Frösteln, selbst in stark geheizten Räumen.

Psyche	Verschlimmerung	Besserung
Angstgefühle, besonders morgens im Bett; Depression mit Wortkargheit; entmutigt; Neigung zu Verzweiflung und zum Weinen.	Bewegung, abends, Vorwärtsbeugen.	**Starker Druck, außer** auf der Wirbelsäule.

Mittel	Klinisches	Leitsymptome
Digitalis purpurea	Beschleunigung der Herzaktion mit starkem Herzklopfen, das gehört werden kann, abwechselnd mit außerordentlich verlangsamtem Puls. Pulsbeschleunigung und unregelmäßiger Puls beim Aufsitzen. Unbehaglichkeit in der Herzgegend, mit einer Empfindung von außerordentlicher Schwäche in den Vorderarmen und in den Handgelenken. Plötzliche, schießende Schmerzen im Herzen. Hemmungsgefühl mit Verlangen, tiefe Atemzüge zu machen. Außerordentliche Herzschwäche, insbesonders beim Aufsitzen, welches bis zur Synkope gehen kann. Angina-pectoris-ähnliche Beschwerden, verursacht durch heftige Bewegung. Zyanose des Gesichtes und der unteren Extremitäten. Stiche in der Herzgegend.	Schwindel beim Aufsitzen oder beim Aufstehen, frontales Kopfweh mit Ausstrahlen gegen die Nase, **livide** Verfärbung der Augenlider und der Lippen, süßer Mundgeschmack; Speichelfluß; starke **Übelkeit,** welche durch Brechen **nicht** gebessert wird. Schwäche in der Magengegend (goneness). Leber vergrößert, schmerzhaft und druckempfindlich. Weiße oder aschfarbige, breiartige Stühle. Süßlicher Auswurf. Dyspnoe; will wegen Schwäche nicht sprechen, Empfindung, als ob das Herz plötzlich stillstehen würde. Sehr langsamer Puls. Stiche in der Herzgegend. Ödem der Unterschenkel und Füße. **Einschlafen der Finger.**
Jodum	Empfindung von Schwäche in der Brust und des Herzens mit heftiger Herzaktion, welche durch die geringste Bewegung verschlimmert wird. Beengender Druck in der Herzgegend mit scharfem stechendem Schmerz. Präkordialangst, welche den Patienten zu kontinuierlichem Lagewechsel veranlaßt. Fortsetzung Seite 38	**Abmagerung bei großem Appetit; ständig hungrig,** dabei großer Durst. Fühlt sich schwach, die geringste Anstrengung verursacht Schweißausbruch. Lymphdrüsenschwellungen, **Zittern,** außerordentliches Verlangen nach **frischer** Luft. Schwäche während der Regeln; Kitzeln und Rauhigkeit in der Kehle, Fortsetzung Seite 38

Psyche	Verschlimmerung	Besserung
Indifferenz. Alternieren von außerordentlicher Geschäftigkeit und Arbeitsunlust. Musik macht ihn traurig. Abneigung zu sprechen. Erwacht plötzlich aus dem Schlaf mit dem Gefühl, von einer großen Höhe herabgefallen zu sein.	Beim Aufrechtsitzen; nach Mahlzeiten; Musik; Bewegung; Anstrengung. Nachts.	Bei leerem Magen, in frischer Luft.
Angstgefühle besonders bei **Ruhe.** Plötzliche Anwandlungen, herumzurennen oder sich intensiv zu betätigen; muß ständig beschäftigt sein. Angst vor Menschen; scheut Besuche. Neigung zu Depression.	Warmes Zimmer, bei leerem Magen, bei Ruhe, Rechtslateralität.	Mäßige Bewegung; in frischer Luft.

Mittel	Klinisches	Leitsymptome
	Herzhypertrophie; Myokarditis. Fettige Degeneration des Herzens. Der Puls ist rasch, aber schwach, oft bei gleichzeitiger tumultöser und unregelmäßiger Herzaktion.	welche einen **trockenen Husten** hervorruft. **Hitzewallungen** im ganzen Körper.
Lachesis	Herzklopfen mit Angstgefühlen, die bis zur Ohnmacht gehen können, unregelmäßige Herzaktion, Zusammenschnürungsgefühl in der Herzgegend, welches bis zum Hals und zu den Kiefern hinaufzieht. Zyanose.	**Verlangen, tiefe Atemzüge** zu machen. Schmerzen gehen von links nach rechts. Verträgt keinen Kleiderdruck. Kehlkopf und Rachen außerordentlich empfindlich auf die geringste Berührung; trockener erstickender Husten, verursacht durch Kitzeln im Kehlkopf.
Phosphorus	Myokarditis, Schmerzen in der Herzgegend, Blutwallungen zum Herzen und in die Brust, besonders abends, begleitet von Herzklopfen, das durch Essen stärker wird, Herzklopfen bei der geringsten Bewegung, Puls rasch voll und hart.	Meist groß und schlank gewachsen, blonde oder rötliche Haarfarbe, Sommersprossen, Überempfindlichkeit auf Gerüche; kleine Wunden bluten stark; **starker Durst** auf kaltes Wasser; Verlangen nach **Gewürzen**, ständig hungrig, oft sogar gleich nach dem Essen, Aufstoßen des Mageninhalts; sehr übelriechende Stühle und Winde; Schwäche nach Stuhlgang; dünnkalibrige Stühle; Neigung zu Heiserkeit, Brennen in der Gegend der Wirbelsäule bei langem Sitzen, ferner Brennen der Fußsohlen und der Handballen.

Psyche	Verschlimmerung	Besserung
Leidenschaftlich, großes Mitteilungsbedürfnis, eifersüchtig, weiß aber, daß er eifersüchtig ist.	**Feuchtwarmes Wetter, nach Schlaf** im Frühling und Herbst, warme Bäder, heiße Getränke, Linkslateralität.	Ausflüsse, Schweiße, Erregungen, warme Anwendungen, abends.
Strohfeuerhaftes psychisches Verhalten; sofort begeistert, aber auch gleich wieder entmutigt. In der Schule meist geistige Langsamkeit, Zerstreutheit, Neigung zum Schlafwandeln. Erregbar; die geringste nervöse Erregung führt zu Hitzewellen in den verschiedensten Körpergegenden; Unruhe, muß ständig Hände und Füße bewegen. Überempfindlich auf äußere Eindrücke, leicht beleidigt.	Geistige und körperliche Anstrengung, **Dämmerung**, warme Speisen und Getränke, Wetterwechsel, nach Durchnässung, Liegen auf der **linken** Seite, während eines Gewitters.	In völliger Dunkelheit und nachts, beim Liegen auf der **rechten** Seite, kalte Speisen und Getränke, frische Luft, Abwaschungen mit kaltem Wasser, nach Schlaf, selbst nach kurzem Schlaf.

Mittel	Klinisches	Leitsymptome
Rhus toxicodendron	Schwaches Herz mit Empfindung von Flimmern und Zittern, heftiges Herzklopfen beim ruhigen Stillsitzen, schießende Schmerzen in der Herzgegend mit Empfindung von Lähmung und Taubheit im linken Arm; rascher Puls, der aber meist dünn und fadenförmig ist und durch leichten Druck unterdrückt werden kann.	Neigung zu heftigen akuten Hautausschlägen mit intensiver Rötung und Jucken, Bläschenbildung, Herpes, Urticaria, brennende Ekzeme. Rheumatische Symptome, insbesonders in der Lumbosakralgegend, mit Einrosten der Gelenke bei Ruhe und Schmerzen bei **Beginn** der Bewegung, die durch **fortgesetzte** mäßige Bewegung **besser** werden, Adynamie mit Verlangen zu ständiger Bewegung und Lagewechsel; äußerste Unruhe, Anginen und Schwellung der Zervikaldrüsen, mit Ausstrahlung gegen die Ohren. Schläfrigkeit nach dem Essen, starker Durst mit trockenem Mund und Kehle, bitterer Mundgeschmack, Neigung zu Durchfall mit blutigen, schleimigen Entleerungen; träumt von gewaltigen Anstrengungen.
Vipera berus	Langsame schwache Herzaktion, so daß oft der Puls kaum gefühlt werden kann. Beschleunigte Herzaktion, oft unregelmäßig. Neigung zu Phlebitiden, wobei die Schmerzen durch Herabhängenlassen des betreffenden Gliedes stark verschlimmert werden. Myokarditis, begleitet von kaltem Schweiß und Schwächeanfällen, die bis zur Ohnmacht gehen.	Reflexe erhöht; Venen prallgefüllt mit Empfindung, als wenn sie bersten wollten, insbesondere wenn das betreffende Glied **herabhängt**. Vergrößerung der Leber, **livide Gesichtsfarbe,** trockene Zunge mit oft bräunlichem Belag.

Psyche	Verschlimmerung	Besserung
Extreme Unruhe mit Verlangen nach ständiger Lageveränderung, ängstlich nachts im Bett; muß aufstehen, Suizidgedanken.	Nach Ruhe, bei Beginn der Bewegung, nach **großer** Anstrengung, Feuchtigkeit und feuchte Kälte; nachts; bei Ruhe; beim Liegen auf dem Rücken oder auf der rechten Seite.	Warmes, trockenes Wetter. Mäßige Bewegung, Lagewechsel, Frottieren, warme Anwendungen.
Bei Fieber Delirium abwechselnd mit Sopor. Geistige Funktionen vermindert.	Durch Berührung, durch Druck, Wetterwechsel. **Herabhängen der Glieder.**	Erhöhte Lage der Extremitäten.

Chronisch-degenerative Myokarditis

Sie kann als Folge einer nicht ausgeheilten akuten Myokarditis, viel häufiger jedoch als sekundäre Krankheit auftreten infolge von chronischen Herdinfektionen, wie dies bei den rheumatischen Krankheiten beschrieben wurde. Durch periodische Aussaat von verhältnismäßig wenig pathogenen Mikroben, die gleichsam in Symbiose mit dem Körper leben und infolge von Gewöhnung nicht mehr bekämpft werden, treten dann chronisch entzündliche Zustände im Herzmuskel auf, die allmählich zu seiner Degeneration führen. Ähnliche Zustände können auch hervorgerufen werden durch reine Toxinwirkung, wobei die Toxine sowohl aus infektiösen Herden herrühren, als auch dem intermediären Stoffwechsel entstammen können. Maßgebend ist natürlich, daß die betreffenden Toxine eine Affinität zum Herzmuskel haben. Die chronisch-degenerative Myokarditis hat also eine große Ähnlichkeit mit dem, was wir bei Muskeln und Gelenken Rheumatismus nennen. Nach längerer Dauer der Krankheit kommt es in einem beträchtlichen Prozentsatz der Fälle zur Dekompensation, zu welcher insbesondere fette und plethorische Patienten disponiert sind.

Bei chronisch-degenerativer Myokarditis sind folgende Mittel angezeigt:

Mittel	Klinisches	Leitsymptome
Adonis vernalis	Die Myokarditis beginnt mehr schleichend und ist charakterisiert durch starke Beschleunigung der Herzaktion und schwachen Puls.	Sehr geringe Urinausscheidung, Neigung zu Ödemen, Schwindel beim Aufsitzen oder beim Aufstehen. Präkordialangst mit Herzklopfen und Dyspnoe. Verlangen, tiefe Atemzüge zu nehmen.
Ammonium carb.	Myokardschädigung mit schwachem Herzen, was sich insbesondere durch Kurzatmigkeit bei Anstrengung zeigt.	Hörbares Herzklopfen, begleitet von Angst, kaltem Schweiß, Tränenfluß und Zittern der Hände. Beklemmung und Erstickungsgefühl beim Atmen mit starker Verschlimmerung bei der **geringsten Anstrengung.** Rheumatische Schmerzen in den Fußballen. Extremitäten kalt und zyanotisch. Körper meist dick und aufgeschwemmt. Ödembildung in Händen und Füßen, besonders beim Herabhängenlassen der Glieder. Venen geschwollen, Fersen schmerzen beim Stehen. Hauteruptionen in den Gelenkbeugen, der Vulva und dem Perineum, die meist stark entzündet sind, brennen und beißen.
Arsenicum album	Myokarditis; schwaches Herz; unregelmäßige Herzaktion, welche begleitet ist von Bangigkeit. Hydroperikardium. Fettige Degeneration des Herzmuskels.	**Brennende Ausflüsse** bei Katarrhen der Nase, des Auges, des Ohres, der Scheide und des Rektums. **Kadaverähnlicher Körpergeruch.** Neigung zu tränenden, juckenden,

Fortsetzung Seite 46

Psyche	Verschlimmerung	Besserung
Angstgefühle, Depression bis zum Lebensüberdruß bei schüchterner Charaktergrundlage; langsame geistige Reaktion, alles schlechter bei Regenwetter.	Abends, Kälte und **Feuchtigkeit,** feuchte Anwendungen, Abwaschungen. 3 bis 4 Uhr, **während** den Regeln. Bewegung.	Trockenes Wetter, Liegen auf der kranken Seite und auf dem Magen.
Peinlich exakt in bezug auf Körperpflege, Kleidung und Ordnung; **ängstlich** und unruhig, muß ständig den Platz wechseln, egoistisch, feig, geizig.	Kälte, feuchtkaltes Wetter, nach Mitternacht, kalte Speisen und Getränke, an der Meeresküste, Rechtslateralität.	Wärme, warme Speisen und Getränke.

Mittel	Klinisches	Leitsymptome
		meist schuppenden Hautausschlägen. **Mangelnde Körperwärme,** Ödem, Übelkeit beim Anblick oder Geruch von Speisen. Ständiger Durst, trinkt aber nur wenig auf einmal.
Cactus grandifloris	Myokarditis mit Herzschmerzen, wie wenn das Herz durch eine eiserne Hand zusammengequetscht würde. Wirbelartige Empfindung vom Herzen aufsteigend bis zum Gehirn, Stiche in der Herzgegend. Herzklopfen, schlimmer beim Gehen und nachts besonders beim Liegen auf der linken Seite. Unregelmäßiger Puls.	Rheumaartige Schmerzen in den oberen und den unteren Extremitäten, abwärtsziehend; oft Empfindung, als ob die Glieder mit einer Schnur oder einer Binde eng zusammengeschnürt würden, Ödeme der Hände und der Füße. Ameisenkribbeln oder Taubheit des linken Armes. Kältegefühl im Rücken mit eiskalten Gliedern; kalte Schweiße, Beengung der Brust mit Empfindung eines Gewichtes auf derselben. Zusammenschnürungsgefühl auf der Brust, wie wenn dieselbe durch ein Korsett eingeschnürt wäre. Neigung zu Nasenbluten. Harte schwarze Stühle mit Verstopfung und Empfindung eines Gewichtes im After.
Calcaria arsenicosa	Myokarditis, Myodegeneration, Schmerzen in der Herzgegend, meist brennend oder schießend, in Arme und Beine ausstrahlend; Angina- Fortsetzung Seite 48	Blutwallungen zum Kopf mit Schwindel. Kopfweh, das sich bessert beim Liegen auf der schmerzhaften Seite. Leber und Milz vergrößert, Magen- Fortsetzung Seite 48

Psyche	Verschlimmerung	Besserung
Melancholisch, wortkarg, traurig, schlecht gelaunt, Angst vor dem Tode.	Nachmittags. Liegen auf der linken Seite. Gehen, besonders Aufwärtsgehen. 11 Uhr und 23 Uhr.	Frische Luft.
Ängstlichkeit und Furcht, Verlangen nach Gesellschaft.	Geringste Anstrengung. Liegen auf der schmerzhaften Seite, morgens früh beim Hinaustreten ins Freie, Kälte. Linkslateralität.	

Mittel	Klinisches	Leitsymptome
	pectoris-ähnliche Beschwerden, Herzklopfen mit **Atemnot** und Kopfweh, begleitet von synchronem Herzklopfen.	gegend aufgetrieben; Nierengegend druckschmerzhaft; rheumatische Schmerzen des Nackens und der Lumbosakralgegend, besonders morgens früh. Müdigkeit und lähmiges Gefühl in den unteren Extremitäten. (Beschleunigt Organisation obturierter Venen und Varizen nach Phlebitiden.)
Ars. jod.	Typisch sind hier reizende Ausflüsse, die oft fötid riechen, wobei das Organ, von welchem sie ausgehen (also die Schleimhaut), juckt, brennt und gerötet ist. Prostration, Nachtschweiße.	Schnupfen mit dünnem, wäßrigem, reizendem oder ätzendem Ausfluß aus der vorderen Nase und aus dem Nasen-Rachen-Raum, begleitet von starkem Niesreiz. Heufieber; Nase oft geschwollen. Durch Niesen wird der Niesreiz immer stärker, übelriechender Atem. Schwellung der Tonsillen und der zervikalen Lymphdrüsen, chronische Konjunktivitis, Tuberkulose mit fötidem ätzendem Ausfluß. Magenschmerzen mit Sodbrennen und außerordentlichem Durst. Erbrechen von Flüssigkeiten sofort nach ihrer Aufnahme, von fester Nahrung 1 Stunde nachher. Trockener Husten mit ganz **geringer** Expektoration; trockene Haut, schuppend. Hautjucken, Nachtschweiße, Ekzeme, Akne mit harten Pusteln, die an ihrer Basis induriert sind.

Psyche	Verschlimmerung	Besserung
Schwindel mit Empfindung von innerem Zittern. Reizbarkeit. Abneigung gegen geistige Anstrengung.	Warme Winde, Föhn.	

Mittel	Klinisches	Leitsymptome
Carbo vegetabilis	Myokarditis, Kurzatmigkeit, Verlangen nach frischer Luft.	Zyanose, Venektasien, starke Gasbildung im Abdomen, mit Aufgetriebenheit des Oberbauches, Luftaufstoßen und Windabgang, meist sehr übelriechende Winde und Stühle. Ekchymosen, eisige Kälte der Unterschenkel und Füße, Ulcus varicosum.
Convalleria	Myokarditis, Herzflattern von kurzer Dauer, gefolgt von Empfindung, als ob das Herz stillstehen würde, hierauf wieder Einsetzen beschleunigter Herzaktion, begleitet von Schwächegefühl bis Ohnmacht.	Haar empfindlich bei Berühren, rauhe Empfindung in der Kehle beim Einatmen, häufiges Wasserlassen, Urin oft übelriechend, Atemnot bei Sitzen und Stehen, Angina-pectoris-ähnliche Beschwerden, rascher und unregelmäßiger Puls.
Crataegus	Herzschwäche und Kollaps bei Myokarditis.	Herzklopfen und Tachykardie; Angina-pectoris-ähnliche Beschwerden mit Ausstrahlung zum Magen; sehr empfindliche Stelle links von der Wirbelsäule in der Höhe der Skapula, Perikardialödem; Herz vergrößert, Herzaktion schwach; Puls unregelmäßig, beschleunigt; Zyanose der Finger und Zehen; Herzdekompensation; Neigung zu Schweißausbrüchen, Schlaflosigkeit infolge der Herzkrankheit.

Psyche	Verschlimmerung	Besserung
Angst vor Gespenstern. Abneigung gegen Dunkelheit, Unentschlossenheit, Schüchternheit, Abneigung gegen Arbeit.	Weingenuß, fette Speisen, warmes feuchtes Wetter, Kälte, warmes geschlossenes Zimmer.	Nach Aufstoßen und Windabgang, frische Luft.
Leicht beleidigt, reizbar, Abschweifen der Gedanken beim Lesen, Benommenheit, reizbar, wenn man ihm Fragen stellt.	Warmes Zimmer.	Frische Luft.
	Warmes Zimmer.	Frische Luft, Ruhe.

Mittel	Klinisches	Leitsymptome
Digitalis purpurea	Beschleunigung der Herzaktion mit starkem Herzklopfen, das gehört werden kann, abwechselnd mit außerordentlich verlangsamtem Puls. Pulsbeschleunigung und unregelmäßiger Puls beim Aufsitzen. Unbehaglichkeit in der Herzgegend mit einer Empfindung von außerordentlicher Schwäche in den Vorderarmen und in den Handgelenken; plötzliche, schießende Schmerzen im Herzen. Außerordentliche Herzschwäche, insbesonders beim Aufsitzen, welche bis zur Synkope gehen kann. Angina-pectoris-ähnliche Beschwerden, verursacht durch heftige Bewegung. Zyanose des Gesichtes und der unteren Extremitäten.	Schwindel beim Aufsitzen oder beim Aufstehen; frontales Kopfweh mit Ausstrahlen gegen die Nase; livide Verfärbung der Augenlider und der Lippen, süßer Mundgeschmack. Speichelfluß, starke Übelkeit, welche durch Brechen nicht gebessert wird. Schwäche in der Magengegend (goneness). Leber vergrößert, schmerzhaft und druckempfindlich. Weiße oder aschenfarbige, breiartige Stühle. Verlangen, tiefe Atemzüge zu machen; süßlicher Auswurf; Dyspnoe; will wegen Schwäche nicht sprechen. Empfindung, als ob das Herz plötzlich stillstehen würde. Sehr langsamer Puls. Stiche in der Herzgegend. Ödem der Unterschenkel und Füße. Einschlafen der Finger.
Hydrocyanic acidum	Allgemeine Schwäche bis zu **ohnmachtsähnlichen** Zuständen ist ein Leitsymptom; Schmerzen und Druckempfindung in der Herzgegend; Herzklopfen; unregelmäßige Herzaktion; Herzschwäche, Angina-pectoris-ähnliche Beschwerden, die ganz plötzlich auftreten, so daß der Patient laut aufschreien muß.	Spastische Zusammenziehungen im Larynx mit Erstickungsgefühl und Zyanose, Kollaps. Die Getränke fließen mit einem gurgelnden Geräusch durch Kehle und Ösophagus. Schlaffe Empfindung im Magen (goneness); spastischer Husten; kalte Extremitäten; Frösteln.
Iberis	Beschleunigte Herzaktion, Herzklopfen, starke Herzbeschleunigung bei der geringsten Fortsetzung Seite 54	Blutwallungen zum Gesicht mit Injektion der Augen während der Anfälle von Herzklopfen, Fortsetzung Seite 54

Psyche	Verschlimmerung	Besserung
Indifferenz. Alternanz von außerordentlicher Geschäftigkeit und Arbeitsunlust. Musik macht ihn traurig. Abneigung gegen Sprechen. Erwacht plötzlich aus dem Schlaf mit dem Gefühl, von einer großen Höhe herabgefallen zu sein.	Beim aufrechten Sitzen, nach Mahlzeiten, Musik, Bewegung, Anstrengung, nachts.	Bei leerem Magen, in frischer Luft.
Außerordentlich starke Angstgefühle, hat Angst vor allem; starke Schläfrigkeit, Angstgefühl in der Magengrube; Reizbarkeit; Abneigung gegen jede geistige Anstrengung.	Nachts (Husten). Nach dem Essen. In frischer Luft (Schwindel).	
Melancholische Stimmung; reizbar; voller Ängste mit Zittern am ganzen Körper.	Linksseitenlage, Bewegung, Anstrengung, warmes Zimmer.	

Mittel	Klinisches	Leitsymptome
	Anstrengung. Sichtbarwerden der Herzaktion durch die Thoraxwände hindurch.	oft begleitet von dumpfem Kopfweh und Übelkeit, alles verschlimmert durch die geringste Anstrengung. Bewußtwerden des Herzens und des Herzschlages, Schwindel, heftige stechende Schmerzen in der Herzgegend mit Zusammenschnürungsgefühl in der Kehle oder auch ständiges dumpfes Herzweh. Herzschwäche nach Infektionskrankheiten, Lebergegend schmerzhaft und gespannt, Stühle entfärbt, Tachykardie mit ausstrahlenden Schmerzen in beide Arme, Taubheit im linken Arm und in der linken Hand, Zittern.
Rhus toxicodendron	Schwaches Herz mit Empfindung von Flimmern und Zittern; heftiges Herzklopfen beim ruhigen Stillsitzen; schießende Schmerzen in der Herzgegend mit Empfindung von Lähmung und Taubheit im linken Arm; rascher Puls, der aber meist dünn, fadenförmig ist und durch Druck leicht unterdrückt werden kann.	Neigung zu heftigen akuten Hautausschlägen mit intensiver Rötung und Jucken. Bläschenbildung, Herpes, Urticaria, brennende Ekzeme. Rheumatische Symptome, insbesonders in der Lumbosakralgegend mit Einrosten der Gelenke bei Ruhe und Schmerzen, bei **Beginn** der Bewegung, die durch fortgesetzte mäßige Bewegung besser werden, Adynamie mit Verlangen zu ständiger Bewegung und Lagewechsel, äußerste Unruhe, Anginen mit Schwellung der Zervikaldrüsen und Ausstrahlung der Schmerzen gegen die Ohren. Schläfrigkeit nach dem Essen; starker

Fortsetzung Seite 56

Psyche	Verschlimmerung	Besserung
Extreme Unruhe mit Verlangen nach ständiger Lageveränderung, ängstlich nachts im Bett, muß aufstehen. Suizidgedanken.	**Nach Ruhe,** bei **Beginn** der Bewegung, nach **großer** Anstrengung, Feuchtigkeit und feuchte Kälte. Nachts bei Ruhe, beim Liegen auf dem Rücken oder auf der rechten Seite.	**Warmes, trockenes** Wetter. Mäßige Bewegung, Lagewechsel. Frottieren, warme Anwendungen.

Mittel	Klinisches	Leitsymptome
		Durst mit trockenem Mund und Kehle, **bitterer** Mundgeschmack, Neigung zu Durchfall mit blutigen, schleimigen Entleerungen, träumt von gewaltigen Anstrengungen.
Sarcolactic acidum	Herzmuskelschwäche nach Infektionskrankheiten, insbesondere nach Grippe.	Außerordentliche Adynamie. Prostration mit Schwäche der Muskeln, vor allem des Herzmuskels und der unteren Extremitäten, Empfindung von Abgeschlagenheit im ganzen Körper, schlimmer nachmittags, außerordentliche Müdigkeit, Kitzeln in der Kehle, Zusammenschnürungsgefühl im Pharynx, Übelkeit, **extreme Schwäche der Beine beim Treppensteigen.** Krämpfe in den Waden.
Scylla	Besonders indiziert, wenn die Koronararterien in Mitleidenschaft gezogen sind.	Stiche unter dem linken Rippenbogen; dumpfe rheumatische Schmerzen im ganzen Körper; Dyspnoe, begleitet von Stichen in der Brust und schmerzhaften Kontraktionen in der Abdominalmuskulatur. Heftiger erschöpfender Husten, begleitet von Urinabgang beim Husten und Schneuzen der Nase. Nykturie mit reichlichen Mengen von wässerigem Urin. Eisigkalte Hände und Füße bei gleichzeitiger Wärme des übrigen Körpers. Fußsohlen sind empfindlich und fangen an zu schmerzen beim Stehen.

Psyche	Verschlimmerung	Besserung
	Anstrengung, Müdigkeit, besonders beim Aufstehen aus dem Bett.	
Reizbar, Empfindung, als ob er im kalten Wasser schwimme.	Bewegung.	Ruhe.

Mittel	Klinisches	Leitsymptome
Strophanthus	Besonders geeignet nach langer Verabreichung von Herzstimulantien, ferner bei fettiger Degeneration des Herzens, besonders bei korpulenten Patienten. Doppelsehen.	Übelkeit mit Abneigung gegen alkoholische Getränke. Vermehrte Urinsekretion. Dyspnoe, besonders beim Treppensteigen. Tendenz zu Lungenödem. Puls ist beschleunigt, die Herzaktion schwach, oft unregelmäßig. Schmerzen in der Herzgegend. Urticaria, Ödeme der Extremitäten. Druckschmerz in der Lebergegend. Neigung zu Durchfall, Kälte der Extremitäten. Neigung zu Ohnmachten. Verlangen nach tiefen Atemzügen.
Veratrum album	Extreme Schwäche bis zum Kollaps. Es ist mehr das periphere Gefäßsystem affiziert.	Kälte, Zyanose, allgemeine Schwäche, kalte Schweiße, besonders auf der Stirne. Würgen, Erbrechen, Durchfall, begleitet von Krämpfen im Abdomen und in den Extremitäten. Eisige Kälte der **Nasenspitze** und des **Gesichts.** Großer **Durst auf kaltes Wasser** mit Abneigung gegen warme Speisen. Singultus; Verlangen nach Früchten, Fruchtsäften und kalten Getränken. Angstgefühl in der Magengrube; schwache Stimme; Rasselgeräusche auf der Lunge, verursacht durch Schleimmassen in den Bronchien, welche er nicht aushusten kann. Herzklopfen mit Angst und beschleunigter Atmung, Puls unregelmäßig, schwach, Dysmenorrhoe. Schmerzhaftigkeit der Gelenke.

Psyche	Verschlimmerung	Besserung
Reizbar oder schwatzhaft.	Bei flacher Rückenlage.	
Aufgeregt, außerordentlich geschäftig, was sich bis zu Zornausbrüchen, Schreikrämpfen, ja Tobsuchtsanfällen steigern kann. In ganz schweren Fällen kommt es dann zu Stupor und katalepsieähnlicher Indifferenz.	Nachts, feuchtes, kaltes Wetter, Genuß von **Früchten** und **Gemüsen.**	Mäßige Bewegung und Wärme.

Klappenfehler und Dekompensation

Mittel	Klinisches	Leitsymptome
Aconit	Eignet sich vor allem im akuten Stadium der Endokarditis mit Beteiligung der Klappen.	Siehe Seite 10.
Adonis vernalis	Bei der Entstehung der Klappenfehler (Endokarditis).	Sehr geringe Urinausscheidung, Neigung zu Ödemen, Schwindel beim Aufsitzen oder Aufstehen, Präkordialangst mit Herzklopfen und Dyspnoe, Verlangen, tiefe Atemzüge zu machen; starke Beschleunigung der Herzaktion.
Apocynum cannabinum	Ödeme, **äußerst herabgesetzte Urinausscheidung**, verlangsamter Puls.	Übelkeit mit Erbrechen sofort nach der Nahrungsaufnahme, Beklemmungsgefühl im Epigastrium und in der Brust mit Kurzatmigkeit; wässerige Stühle mit Gasabgang; Empfindung, als ob der Analsphinkter offen stehe und der Stuhl nicht zurückgehalten werden könne. Trüber Urin; Dyspnoe mit Zyanose. Pulsation der Jugularvenen, ausgedehnte Ödeme an allen Körperteilen. Unruhiger Schlaf mit allgemeiner Erregung.
Arsenicum alb.	Außerordentliche Schwäche; Adynamie; degenerative Prozesse im Herzen, Ödeme.	**Brennende Ausflüsse** bei Katarrhen der Nase, des Auges, des Ohres, der Scheide und des Rektums. **Kadaverähnlicher Körpergeruch.** Neigung zu tränenden, juckenden, meist schuppenden Hautausschlägen. **Mangelnde Körperwärme, Ödem,** Übelkeit beim Anblick oder Geruch von Speisen. Ständiger **Durst,** trinkt aber nur wenig auf einmal.

Psyche	Verschlimmerung	Besserung
Verlangsamter Gedankengang, Konfusion.	Kaltes Wetter, kalte Getränke, leichte Kleidung.	
Peinlich **exakt** in bezug auf Körperpflege, Kleidung und Ordnung; **ängstlich und unruhig,** muß ständig den Platz wechseln, egoistisch, **feig,** geizig.	Kälte, feuchtkaltes Wetter, nach Mitternacht, kalte Speisen und Getränke; an der Meeresküste, Rechtslateralität.	Wärme, warme Speisen und Getränke.

Mittel	Klinisches	Leitsymptome
Arsenicum jod.	Reizende Ausflüsse mit üblem Geruch, fettige Degeneration des Herzens, Aortitis, Ödeme.	Schnupfen mit dünnem, wässerigem, reizendem oder ätzendem Ausfluß aus der vorderen Nase und aus dem Nasen-Rachen-Raum, begleitet von starkem **Niesreiz**. Heufieber. Nase oft geschwollen. Durch Niesen wird der Niesreiz immer stärker, übelriechender Atem. Schwellung der Tonsillen und der zervikalen Lymphdrüsen, chronische Konjunktivitis. Phthise mit fötidem, ätzendem Ausfluß. Magenschmerzen mit Sodbrennen und außerordentlichem Durst. Erbrechen von Flüssigkeiten sofort nach ihrer Aufnahme, von fester Nahrung hingegen 1 Stunde nachher. Trockener Husten mit ganz geringer Expektoration; trockene Haut, schuppend. Hautjucken, Nachtschweiße, Ekzeme, Akne mit harten Pusteln, die an ihrer Basis induriert sind.
Digitalis	Vorwiegend indiziert bei Mitralfehlern	Langsamer Puls; Zyanose; entfärbte weiße Stühle. Erschwertes Harnlassen. Ödematöse Prostataschwellung. Dyspnoe. Süßlicher Geschmack des Auswurfs. Neigung zu Ödembildung. Flüchtige, oder auch chronische, periodisch auftretende Hauterytheme.

Psyche	Verschlimmerung	Besserung
Schwindel mit Empfindung von innerem Zittern.	Warme Winde, Föhn.	

Hat nicht gern, wenn man ihn anspricht. Absonderung von der Umwelt. Erwacht plötzlich in der Nacht und hat einen Schreck, wie wenn er von einer großen Höhe heruntergefallen wäre.	Aufrechtsitzen, nach dem Essen, körperliche Anstrengung. Musik.	Leerer Magen, in frischer Luft.

Mittel	Klinisches	Leitsymptome
Lycopodium	Magerer Typus mit schlechtem Ernährungszustand; rechtsseitige Beschwerden herrschen vor; Schwäche besonders am Morgen beim Erwachen.	**Schüttelt den Kopf,** wenn er einen Hut trägt; Schwindel am Morgen beim Aufstehen, Haarausfall. Ekzeme hinter den Ohren; Ohrensausen; Trockenheit im Nasen-Rachen-Raum, graugelbe Verfärbung der Gesichtshaut, **gerunzelte Stirn;** Trockenheit des Mundes und des Rachens; Neigung zu rechtsseitiger Angina, Dyspepsie besonders nach Genuß von stärkehaltigen Speisen; Verlangen nach **Süßem,** saurer Geschmack im Munde; saures Aufstoßen, **Völlegefühl** nach der geringsten Nahrungsaufnahme oder aber der Appetit kommt beim Essen. Gasauftreibung des Abdomens, Verstopfung mit harten, kleinkalibrigen Stühlen, Nykturie, Impotenz; Herzklopfen während der Nacht, Ödeme, Schläfrigkeit tagsüber.
Naja	Das wichtigste Mittel bei Herzfehlern.	Empfindung, als ob die Organe gegeneinandergezogen würden; Kopfschmerz über dem linken Auge und in der linken Schläfe, welcher zum Hinterkopf ausstrahlt, begleitet von Übelkeit oder Erbrechen, starrer glotzender Blick; Beengungsgefühl in der Kehle, greift mit der Hand nach dem Halse.

Fortsetzung Seite 68

Psyche	Verschlimmerung	Besserung
Melancholisch, **Abneigung gegen Gesellschaft,** möchte aber doch nicht ganz allein sein. Reizbar, empfindlich gegen Geräusche, **Mangel an Selbstvertrauen,** hastig beim Essen, voller unangenehmer Vorahnungen, verspricht sich oder stellt Wörter oder Buchstaben beim Schreiben um; mißmutig am Morgen beim Erwachen.	Rechtslateralität. Schmerzen gehen von rechts nach links und von oben nach unten. **16 bis 18 Uhr.** Hitze oder warmes Zimmer, warme Umschläge, außer auf den Magen; Kleiderdruck.	Bewegung, warmes Essen und warme Getränke, leichte Kleider.
Halluzinationen, denkt ständig über seine Krankheit nach und erfindet noch vieles dazu. Suizidgedanken, Melancholie; Abneigung gegen Sprechen; Angst vor dem Alleinsein; fürchtet den Regen.		

Mittel	Klinisches	Leitsymptome
		Reizhusten; Präkordialangst; Empfindung, als ob ein Gewicht auf das Herz drücke; Angina-pectoris-ähnliche Schmerzen, welche nach dem Nacken ausstrahlen sowie nach der linken Schulter und dem linken Arm. Unregelmäßiger Puls, meist langsam und schwach. Herzklopfen. Hypotonie; tiefer Schlaf mit röchelndem Atem.
Spigelia	Besondere Affinität zu den Augen, dem Herzen und zum Nervensystem. **Linksseitige Supraorbitalneuralgie.** Heftiges Herzklopfen; Schmerzen in der Herzgegend.	Kopfschmerzen, wie wenn ein Band um den Kopf festgezogen wäre, Schmerzen in und um das Auge herum tief in die Augenhöhlen hineinstrahlend, **linksseitige Supraorbitalneuralgie,** Fazialneuralgie, besonders links im Bereich des Jochbogens, der Wangen, der Zähne und der Schläfen, schlimmer beim Bücken und beim Berühren.
Spongia tosta	Endokarditis und Myokarditis, Herzfehler	Kopfweh, wie wenn der Schädel bersten wollte, Blutwallungen zum Kopf, Bläschen auf der Zunge, Stiche und Trockenheit im Rachen, verschlimmert durch Süßigkeiten. Räuspert sich ständig; ständig hungrig und durstig; Schmerzen und

Fortsetzung Seite 70

Psyche	Verschlimmerung	Besserung
Ängstlich; fürchtet vor allem Messer und **spitze** Dinge wie Nadeln usw.	Geringste Berührung, Bewegung, Anstrengung, Geräusche, Waschen, Erschütterung.	Liegen auf der rechten Seite mit hochgelagertem Kopf. Tiefatmen.
Voller Angst und Furcht, jede Aufregung verursacht Husten.	Aufwärtsgehen, vor Mitternacht, mit Ausnahme der Herzattacken, welche **nach** Mitternacht auftreten; nach Schlaf.	Abwärtsgehen. Liegen mit tiefgelagertem Kopf.

Mittel	Klinisches	Leitsymptome
		Schwellung der Samenstränge und Hoden; Heiserkeit; trockener bellender Husten; Beklemmung auf der Brust, begleitet von Hitzewallungen und Schwäche. Tachykardie mit heftigem Herzklopfen, begleitet von Dyspnoe und verschlimmert bei Hochlagerung, ferner nach Mitternacht. Blutwallungen und Angstgefühle. Empfindung, als ob das Herz in der Brust nach oben drücke; Herzhypertrophie, Schwellung und Induration der Lymphdrüsen.
Strophanthus	Wirkt besonders auf das Herz, indem es die Systole verstärkt und die Frequenz vermindert, es peitscht aber das Herz auf und führt nach längerer Verabreichung in allopathischen Dosen zur Erschöpfung des Herzens.	Übelkeit mit ausgesprochener Abneigung gegen Alkohol; Hunger herabgesetzt, oft eiweißhaltiger Urin; verstärkte Menstrualblutung; Dyspnoe, besonders beim Steigen, Lungen blutüberfüllt; Tachykardie, aber schwache Herzaktion, oft unregelmäßig. Schmerzen in der Herzgegend. Neigung zu Urticaria, Ödem der Extremitäten. Anasarka. Doppeltsehen.

Psyche	Verschlimmerung	Besserung

: **Perikarditis**

Mittel	Klinisches	Leitsymptome
Aconit	Siehe Seite 10.	
Apis	Akute und chronische Fälle von P. Typisch sind Ödeme, sowohl an den äußeren Körperteilen (Augenlider) als auch der inneren Organe; Dyspnoe.	Allgemeine Mattigkeit und Abgeschlagenheit; Lider geschwollen ödematös; Konjunktivitis mit brennenden und stechenden Schmerzen. Zunge **feurig** rot, geschwollen, schmerzhaft, mit Bläschen. **Durstlosigkeit** mit hochgestelltem und vermindertem Urinfluß; Verlangen nach Milch. Urininkontinenz; Schwellung der Ovarien, Ovarialzysten, vorwiegend rechts. Dysmenorrhoe, Amenorrhoe, Oppression und Beklemmung, muß daher tiefe Atemzüge nehmen, welche erschwert sind; muß die Kleider öffnen. Tagsüber schläfrig, wacht im Schlafe oft auf und stößt **Schreie** aus.
Arsenicum album	Fettige Herzdegeneration.	Adynamischer Allgemeinzustand, Herzklopfen, Dyspnoe, ohnmachtsartige Schwäche, Puls am Morgen besonders beschleunigt. Siehe Seite 62.
Asclepias tuberosa	Perikarditis im akuten Stadium.	Schmerzen der Thoraxmuskulatur, besonders in der linken unteren

Fortsetzung Seite 76

Psyche	Verschlimmerung	Besserung
Apathisch, indifferent, ungeschickt, läßt Dinge fallen; Stupor mit Ausstoßen von Schreien, lustlos, **eifersüchtig** oder heftig, sehr empfindlich auf Beleidigung und Verdruß.	**Hitze** in jeder Form, Berührung,**Kleiderdruck**; nach Schlaf, in **geschlossenen** und **warmen** Räumen, Rechtslateralität.	Frische Luft, Abdecken, kalte Bäder.
	Vorwärtsbeugen, Tabakrauchen, nach dem Essen.	

Mittel	Klinisches	Leitsymptome
		Thoraxhälfte, mit schmerzhafter Atmung, Kopfweh mit Aerogastrie; Aerokolie; lanzinierende Schmerzen zwischen den Schulterblättern, Bronchitis, begleitet von Stirnkopfweh und Schnupfen mit gelbem Ausfluß. Völlegefühl im Magen. Magendruck wie von einem Gewicht. Windabgang nach Mahlzeiten; Durchfall mit rheumatischen Schmerzen in den Gelenken der Extremitäten.
Bryonia	Perikarditis mit Angina-pectoris-ähnlichen Beschwerden bei **Bewegung** und Anstrengung.	Erschwerte und beschleunigte Atmung, begleitet von Stichen in der Brust insbesondere beim **Einatmen** und bei Bewegung. Husten beim Eintreten in ein warmes Zimmer; **Trockenheit der Schleimhäute**, starker Durst, trockene Lippen, Druck auf dem Magen nach dem Essen, mit starker Druckempfindlichkeit der Magengegend. Leber druckempfindlich; Empfindung von Stichen in der Lebergegend. Stuhlverstopfung mit harten Stühlen, wie wenn sie verbrannt wären. Urin dunkel, Menge vermindert. Regeln zu früh und zu stark, rheumatische Gelenkschmerzen begleitet von Schwellung.

Psyche	Verschlimmerung	Besserung
Außerordentlich reizbar; die geringste Unannehmlichkeit bringt ihn aus der Fassung; spricht ständig von Geschäften in fieberhaften Zuständen; möchte ständig nach Hause gehen, auch wenn er sich bereits dort befindet.	**Jede Bewegung.** Wärme. Morgens, nach Essen, heißes Wetter, nach Anstrengung, Berührung.	**Liegen auf der schmerzhaften Seite.** Starker Druck, **Ruhe,** kalte Getränke.

Mittel	Klinisches	Leitsymptome
Cantharis	Bei **akuten** Zuständen von Perikarditis, Herzklopfen, Puls schwach, unregelmäßig; perikarditisches und pleuritisches **Exsudat**. Tendenz zu Ohnmachten, brennende Schmerzen in den verschiedensten Organen.	Überempfindlichkeit der sensoriellen Wahrnehmungen; ständiger heftiger Harndrang; Dysurie; Empfindung, als wenn ein Wind durch das Ohr blase. Brennen im Munde, im Pharynx, in der Kehle, der Blase und in der Urethra. Abneigung gegen Trinken, Essen und Rauchen; verstärkte Libido; Hauterytheme und blasige Ausschläge.
Colchicum	Akute und chronische Fälle von P.	Prostration, Empfindung von **intensiver Kälte** in den inneren Organen; Kopfweh, ungleiche Pupillen; ziehende Schmerzen in den Augen sowie in fast allen kleineren Gelenken, stärker nachts, Schmerzen werden durch die geringste Berührung verstärkt; starker Durst mit Übelkeit und Erbrechen, das durch den Anblick von Speisen oder durch ihren Geruch verstärkt wird. **Gasauftreibung** des Abdomens, Präkordialangst, heftige Schmerzen in der Herzgegend, begleitet von Beklemmung und Dyspnoe, dabei fadenförmiger Puls.
Kalium carbonicum	Akute und chronische Perikarditis.	Herzklopfen mit **stechenden** und brennenden Schmerzen in der Herzgegend und schwachem, beschleunigtem Puls mit Arrhythmie. Empfindung, als ob das Herz auf-

Fortsetzung Seite 80

Psyche	Verschlimmerung	Besserung
Unruhe mit Angst, geschäftig, ohne etwas vollführen zu können, manischer Typus von starker sexueller Erregbarkeit. Zornausbrüche, macht Szenen, mit Schreien und Toben.	Berührung, beim Wasserlösen, kalte Getränke, Kaffee.	Massieren und Frottieren.
	Bewegung, Schlafmangel, geistige Anstrengung, Geruch und Anblick der Speisen. Von Sonnenuntergang bis Sonnenaufgang.	Zusammenkauern, Vorwärtsbeugen.
Reizbar, Launenwechsel. Angst vor dem Alleinsein, stets **unzufrieden**, hartnäckig, **überempfindlich gegen Schmerzen**, Berührung und Geräusche.	**Nach Koitus,** nach dem Essen. **Kaltes Wetter.** Kaffeegenuß, 3 Uhr, Liegen auf der linken oder der schmerzhaften Seite.	Warmes Wetter, tagsüber, bei Bewegung.

Mittel	Klinisches	Leitsymptome
		gehängt wäre; **Angstgefühl in der Magengegend,** Trockenheit des Haares; Schwellung der oberen Augenlider, besonders im **inneren Winkel;** Verlangen nach Süßem; starke Gasbeschwerden; Übelkeit; saures Aufstoßen, **Stiche über der ganzen Brust** und in der Lebergegend. Sehr **voluminöse Stühle** mit Verstopfung, Nykturie. Urinabgang beim Husten und Schneuzen. Regeln zu früh und stark oder zu spät und schwach. Bronchitis, wobei unwillkürlich **kleine Schleimklümpchen** herausgeschleudert werden. **Rückenschmerzen** verschlimmert **nach dem Essen.** Rheumatische Schmerzen besonders in den Gelenken der unteren Extremitäten. Schläfrigkeit nach dem Essen.
Kalium jodatum	Chronische Perikarditis. **Beengungsgefühl** in den **oberen Partien** der Brust und im Larynx, besonders beim Erwachen. Stechende Schmerzen auf der Brust mit **Ausstrahlung** in den **Rücken.** Dyspnoe beim Steigen begleitet von Schmerzen in der Herzgegend. Husten mit Morgenverschlimmerung. **Gerötete Nasenspitze.** Neigung zu Schnupfen mit reichlicher wässeriger Sekretion, Schwächegefühl in der	

Fortsetzung Seite 82

Psyche	Verschlimmerung	Besserung
Ängstlich, reizbar.	Warmes Zimmer, warme Kleidung, nachts, Feuchtigkeit.	Bewegung, frische Luft.

Mittel	Klinisches	Leitsymptome
	Magengegend (goneness); Durst, **Flatulenz**, Regeln zu spät und zu stark, **reizende Leukorrhoe,** Schmerzen in den **Knochen** mit Verdickung des Periostes; rheumatische Beschwerden mit Schwellung der Lymphdrüsen.	
Mercurius	Akute und chronische Perikarditis.	Wenig Herzbeschwerden. **Zusammenschnürungsgefühl des behaarten Kopfes,** wie eine Kappe oder durch ein fest angezogenes Band. Haarausfall. **Öliger Kopfschweiß,** Katarrhe mit **brennendem, reizendem** Sekret. **Metallischer** Mundgeschmack. Karies der Nasenknochen; bleiche oder erdige Gesichtsfarbe; **schwammig aufgequollenes Zahnfleisch** mit Zahnfleischschwund und Neigung zu Blutung. Zähne gefurcht. Zunge sägezahnförmig gekerbt. Großer Durst bei starker Salivation. Neigung zu Anginen. Tremor, besonders der Hände. **Haut** ständig **feucht** und zum Schwitzen neigend.
Phaseolus	Akute und chronische Myokarditis.	**Atmung verlangsamt,** aber **Puls beschleunigt;** Herzklopfen, schwacher Puls, ausgesprochene Unbehaglichkeit in der Herzgegend. Rippen der rechten Seite **schmerzhaft.** Perikarditische Exsudate. Schmerzen in der Stirn und den Augenhöhlen.

Psyche	Verschlimmerung	Besserung
Schwaches Gedächtnis, Mangel an Willenskraft. Lebensüberdruß. Mißtrauisch. Antwortet langsam auf Fragen.	**Nachts,** feuchtes Wetter, **Wetterwechsel,** Liegen auf der rechten Seite, durch **Schwitzen,** welches sich zumindest nicht bessert, warmes Zimmer, Bettwärme.	
Gefühl, daß der Tod naht, Angstgefühle begleitet von Herzklopfen.	Jede Bewegung, geistige Anstrengung.	

Mittel	Klinisches	Leitsymptome
Scylla maritima	Akute und chronische Perikarditis. Ist besonders angezeigt, wenn die **Koronararterien** erkrankt sind.	**Urininkontinenz beim Husten.** Eiskalte Hände und Füße, bei sonst normaler Körperwärme; die Fußsohlen schmerzen beim Stehen. **Dyspnoe** und **Stiche** in der Brust. Heftiger Husten mit viel Auswurf, der salzig schmeckt. Schnupfen. Empfindlichkeit und **Entzündung** der Nasenlöcher, begleitet von heftigem Niesen, der **Schnupfen steigt in die Bronchien** hinunter. Nykturie mit häufigem Verlangen, das Wasser zu lösen, wobei **große Mengen** entleert werden.
Spigelia	Akute und chronische Perikarditis, begleitet von präkordialen Schmerzen, schwachem und unregelmäßigem Puls, Dyspnoe, Neuralgien in einem oder beiden Armen. Anginapectoris-ähnliche Beschwerden. Rheumatiker mit besonderer Anfälligkeit des Herzens.	Linksseitiges supraorbitales Kopfweh oder Kopfschmerzen, wie wenn der Kopf von einem Band umschnürt wäre. Ziliarneuralgien. Vordere Nase trocken, zäher Schleim retronasal. Fauler Mundgeruch.
Spongia	Perikarditis nach Infekten oder rheumatischer Poliarthritis, meist mit Klappenfehlern und Hyperplasie besonders des rechten Herzens. Dazu asthmatische Symptome.	Erwacht plötzlich nach Mitternacht mit Schmerzen und Atemnot, dazu kommen Hitzewellen zum Kopf und Todesangst. Druck vom Herzen aus gegen die Brustorgane, wie wenn es sich gegen oben einen Weg bahnen wollte. Rasches und heftiges Herzklopfen mit Dyspnoe. Neigung zu Fließschnupfen oder abwechselnd bald

Fortsetzung Seite 86

Psyche	Verschlimmerung	Besserung
Reizbar. Empfindung, im Wasser zu schwimmen.	Bewegung.	Ruhe.
Äußerst ängstlich vor spitzen Dingen, wie Nadeln usw.	Berührung, Geräusche, Bewegung, Erschütterung, Abwaschungen. Würmer. Zeichen.	Rechtsseitenlage mit hochgelagertem Kopf. Einatmungsphase.
Ängstlichkeit und Furchtgefühle. Jede Erregung verursacht nervösen Husten.	Beim Treppensteigen im allgemeinen vor Mitternacht. Herzbeschwerden aber meist nach Mitternacht. Durch und nach Schlaf. Wind.	Abwärtsgehen, flach liegend.

Mittel	Klinisches	Leitsymptome
		trockene Nase, dann wieder Nasenfluß. Außerordentlicher Durst und Hunger. Empfindlichkeit auf Kleiderdruck. Schwellung der Samenstränge und der Hoden mit Schmerzen. Asthma begleitet von Amenorrhoe. Große Trockenheit der Respirationsorgane begleitet von Heiserkeit und reizendem, bellendem Husten. Lymphdrüsenschwellung und Verhärtungen. Wacht plötzlich nachts auf und hat das Gefühl ersticken zu müssen.
Sulfur	Empfindung, als ob das **Herz zu groß** sei und in der Brust keinen Platz hätte. Beklemmung, wie wenn ein Steingewicht auf der Brust läge. Atemnot **mitten in der Nacht;** muß Aufsitzen, Tachykardie, besonders morgens.	Lufthunger, wünscht die Fenster geöffnet. Hat **immer zu heiß;** wünscht leichte Kleider und deckt sich im Bett nur leicht zu. Brennen und Hitze in den Handtellern und Fußsohlen, so daß er ständig einen **frischen Platz** im Bett suchen muß. Verlangen nach Süßem; trinkt viel **beim Essen,** ißt aber wenig. Säurebeschwerden, Schwächegefühl um 11 Uhr, welches ihn dazu treibt, etwas zu essen, worauf es besser wird. Durchfall morgens früh, welcher ihn **aus dem Bett** treibt, Röte und Entzündung der Körperöffnungen (Lippen, Anus, Konjunktiven). Geschwollene Lippen. Bitterer Mundgeschmack morgens. Ekzeme, Hitzewallungen im Kopf.

Psyche	Verschlimmerung	Besserung
Reizbar, faul oder überaus geschäftig, egoistisch, nimmt keine Rücksicht, passiv, Abneigung gegen seine Arbeit, Neigung zum Grübeln und zum Philosophieren, Nachlässig in der Pflege seines Körpers und seiner Kleider. Läuft schmutzig herum, reizbar.	Bettwärme; warmes geschlossenes Zimmer, um 11 Uhr, kaltes Baden. Beim Stehen.	**Trockenes, warmes Wetter, Liegen** auf der rechten Seite.

Hypertonie und Hypotonie

Über dieses Gebiet existieren eine unzählige Menge von Theorien, so daß ein französischer Autor schon zu Beginn dieses Jahrhunderts 105 verschiedene Theorien allein für die Hypertonie zusammenstellen konnte. Seither wird sich diese Zahl noch um ein beträchtliches vermehrt haben. Das ist selbstverständlich, denn wenn man die Entstehung von Krankheiten zu erklären versucht, muß notgedrungenerweise jede neue Entdeckung die alten Vorstellungen über den Haufen werfen. Da aber die Behandlung der Schulmedizin nach dem Kausalprinzip erfolgt und auch nach keinem andern erfolgen kann, so ergibt sich mit logischer Folge, daß man stets diejenige Ursache bekämpft, welche man in einer bestimmten Epoche als maßgebend betrachtet, daß aber diese Ursache stets nur eine vermeintliche ist, weil eben dieses Wissen sich ständig ändert. Heute huldigt man der Ansicht, daß die Hypertonie von einer Hyper- oder von einer Hypofunktion der Nebenniere komme. Das scheint zwar richtig zu sein, aber über die Ursache dieser Hyper- oder Hypofunktion weiß man eben wiederum nichts, wozu noch kommt, daß man zur Bekämpfung der Hyperfunktion überhaupt keine Mittel besitzt, während die Hypofunktion höchstens durch Nebennierenextrakte palliiert, beziehungsweise substitutiv therapiert werden kann. Von einer ursächlichen Behandlung ist daher keine Rede. Infolgedessen ist man bei der Hypertonie auf bloße symptomatische Behandlung angewiesen, das heißt, man versucht sie durch vasodilatatorische Mittel, also solche, welche am peripheren Kreislauf angreifen, herabzusetzen, während man bei der Hypotonie Nebennierenpräparate verabreicht. Eine Veränderung des Krankheitszustandes wird dadurch selbstverständlich nicht bewirkt, im Gegenteil, es wird durch die Verabreichung von Nebennierenpräparaten die Funktion der Nebenniere noch weiter herabgesetzt und bewirkt schließlich sogar noch eine weitere Atrophie des Organes, was durch zahlreiche Untersuchungen festgestellt wurde.

In der Homöopathie verfahren wir bekannterweise nach ganz anderen Gesichtspunkten. Indem wir nach dem Ähnlichkeitsgesetz das homöopathisch am meisten ähnliche Mittel wählen, vermögen wir kausal zu wirken, mit dem Ergebnis, daß wir oftmals eine Heilung des Krankheitszustandes oder doch mindestens eine wesentliche Besserung erzielen. Das ist von Dauer und bleibt bestehen, auch nachdem wir das Mittel abgesetzt haben. Das Vorgehen ist dasselbe wie immer, das heißt man wählt zuerst ein möglichst homöopathisches Mittel aus dem Pflanzenreich, wonach man regelmäßig wesentliche Besserungen konstatieren kann, und zwar von den allerverschiedensten Mitteln, an die man nie gedacht hätte, wenn man direkt auf die Behandlung der Hyper-

oder der Hypotonie hingesteuert wäre. So habe ich schon von *Chelidonium, Lachesis, Nux vomica* usw. ganz bedeutende und dauerhafte Blutdrucksenkungen gesehen, aber ebenso auch Zunahme bei Hypotonien durch dieselben Mittel. Aus diesem Grunde kann ich für die Anfangsbehandlung keine Liste der am meisten vorkommenden Mittel aufstellen, indem eine solche fast die ganze Materia medica umfassen würde. Es wird also einfach nach den Grundsätzen verfahren, die HAHNEMANN für die Mittelwahl angegeben hat.

Freilich ist es doch eher eine Ausnahme, daß man mit pflanzlichen Mitteln eine d a u e r n d e S t a b i l i s i e r u n g des Blutdruckes erreicht, weshalb man in der Regel genötigt ist, nach dem pflanzlichen Medikament noch eines oder mehrere konstitutionelle Mittel zu verabreichen. Hier kommen vorzugsweise die folgenden in Betracht:

Mittel	Klinisches	Leitsymptome
Aurum	Das häufigste Mittel. Plethorischer Typus mit vollem rotem Gesicht und Stase in den unteren Extremitäten, welche zwar keineswegs ödematös zu sein brauchen, aber meist außerordentlich fleischig und massiv gebaut sind.	Kopfweh schlimmer nachts mit Empfindung, als ob der Kopf zerspringen würde. Blutüberfüllung im Bereich des Kopfes, Photophobie, Diplopie, oder Skotome: Die obere Hälfte der Gegenstände ist unsichtbar. Degenerative Prozesse der knöchernen Nase oder der Ohren mit fötiden Ausflüssen. Ozäna. **Übler Mundgeruch** und fauler oder bitterer Geschmack im Munde. Appetit und Durst verstärkt. Übelkeit; brennende Schmerzen im Magen; Hitzeempfindung und Schmerzen im rechten Hypochondrium, Urin getrübt mit viel Sediment. Verstopfung mit harten und knotigen Stühlen. **Schmerzen** und Schwellung der Hoden. Empfindung, als ob das Herz plötzlich für einige Sekunden stillstehen würde, worauf es plötzlich wieder äußerst heftig zu schlagen beginnt. Verlangen, tiefe Atemzüge zu machen; Dyspnoe. Neigung zu Knochenaffektionen mit Schmerzen in den Knochen und mitunter auch Karies. Empfindung, als ob das Blut sich in den unteren Extremitäten sammle. Ödeme mit Induration der unteren Extremitäten. Empfindung, wie wenn das Blut sieden würde.

Psyche	Verschlimmerung	Besserung
Depressiv, Lebensüberdruß mit Suizidgedanken, wovon er spricht; er hat aber große Furcht vor dem Tode. **Reizbar** und **heftig,** verträgt absolut **keinen Widerspruch.** Überempfindlichkeit für Geräusche und emotionelle Einflüsse. Bildet sich ein, verdammt zu sein. Mutismus.	Kaltes Wetter, Erkältungen; aber auch warmes Zimmer, im Winter. Von Sonnenuntergang bis Sonnenaufgang.	

Mittel	Klinisches	Leitsymptome
Aurum jodatum	Kommt auch besonders häufig in Frage bei Arteriosklerose der großen Gefäße, zum Beispiel der Aorta. Neigung zu benignen Tumoren, wie Ovarialzysten, Myomen usw.	Das Mittel ist nicht geprüft, man wählt es daher nach klinischen Gesichtspunkten aus. In zahlreichen Fällen habe ich eine sehr gute Wirkung gesehen von der Kombination *Aurum metallicum* mit *Aurum jodatum* und zwar ersteres in LM-Potenzen, das *Aurum jodatum* hingegen in Trituration (C 3).
Ars. jod.	Hyper- und Hypotonie. Typisch sind hier reizende Ausflüsse, die oft fötid riechen, wobei das Organ, von welchem sie ausgehen, juckt, brennt und gerötet ist. Prostration, Nachtschweiße.	Ausfluß aus der vorderen Nase und aus dem Nasen-Rachen-Raum. Chronische Konjunktivitis, Magenschmerzen mit Sodbrennen und außerordentlichem Durst, Erbrechen von Flüssigkeiten sofort nach ihrer Aufnahme. Trockener Husten mit ganz geringer Expektoration, trockene Haut, schuppend, Hautjucken, Ekzeme, Akne.
Baryta carbonica	Ältere Personen mit skrofulöser Anamnese und Neigung zu Tonsillitis und Retrotonsillärabszessen. In der Jugend geschwollene Lymphdrüsen, besonders am Halse und in den Leisten.	Schwindel, Haarausfall, Haarbalggeschwulste. Schwellung der retroaurikulären Lymphdrüsen. Schnupfen begleitet von Schwellung der Nase und der Oberlippe mit dickem, gelbem Schleimausfluß. Bleiches Gesicht, oft teigig aufgedunsen. Empfindung, als ob ein Spinnennetz darüber gespannt wäre. Retraktion des Zahnfleisches, begleitet von Zahnfleischblutungen. Außerordentlich zu **Erkältungen** disponiert,

Fortsetzung Seite 94

Psyche	Verschlimmerung	Besserung
Schwindel mit Empfindung von innerem Zittern.	Warme Winde.	
Mangel an Selbstvertrauen, schüchtern, Abneigung gegen Fremde, tief betrübt über Kleinigkeiten, unentschieden in späteren Stadien, Gedächtnisverlust und Schwäche des Geistes.	Liegen auf der kranken Seite; beim Denken an seine Leiden; waschen mit kaltem Wasser.	Spazieren in frischer Luft.

Mittel	Klinisches	Leitsymptome
		welche meist zu Halsentzündungen führen, mit vorwiegender Beteiligung der **Tonsillen;** kann dann nur Flüssigkeiten herunterschlucken. Wasseraufstoßen, Empfindung, als ob ein **Stein auf dem Magen liege,** schlimmer **kurz** nach Nahrungsaufnahme. Starker Hunger, aber keine Lust zum Essen. Schwellung der **Mesenterialdrüsen;** Abdomen hart und aufgetrieben. **Verstopfung** mit harten knotigen Stühlen. Hämorrhoiden, welche beim Urinieren austreten. Impotenz. Prostatavergrößerung. Induration der Hoden. Herzklopfen beim Liegen auf der **linken** Seite und beim Darandenken. Harter voller Puls, (fötide) Fußschweiße besonders in der Jugend. Brennen und Empfindlichkeit der Fußsohlen beim Gehen.
Sulfur	Siehe Seite 86.	
Calcaria carb.	Als Kind Rachitis mit Neigung zu **Drüsenschwellungen** und **Kopfschweißen.** Hat spät Gehen gelernt, **schlechte Zähne,** adipöser Typus mit Ellbogenwinkel beim Strecken von weniger als 180°.	Saurer Mundgeschmack, Tonsillitis, Neigung zu Süßem mit Abneigung gegen Fleisch. Verträgt Milch nicht, Abneigung gegen Fett. Die Magengegend ist **vorgetrieben, Sodbrennen,** fröstelig. Empfindung von eisiger Kälte an kleinen Stellen. Vorzüglich zu Schnupfen disponiert. Verstopft mit großkalibrigen, harten

Fortsetzung Seite **96**

Psyche	Verschlimmerung	Besserung
Hartköpfig, Abneigung gegen geistige und körperliche Arbeit, unangenehme Vorahnungen, besonders gegen Abend, aber sonst wie ein Fels im Meer.	Körperliche und geistige Anstrengung, Steigen, Kälte, **feuchte Kälte,** Vollmond, beim Stehen. Milch.	Trockenes, warmes Wetter, Liegen auf der schmerzhaften Seite.

Mittel	Klinisches	Leitsymptome
		Stühlen, aber Durchfall nach Milchgenuß, bei Durchfall Stühle sauer riechend. Die Regeln **zu früh** und **zu stark.** Kurzatmigkeit beim Steigen. **Kalte Füße** im Bett, die aber dann im Laufe der Nacht zu **warm** werden, so daß er gegen Mitternacht oder am Morgen einen kühlen Platz im Bett für die Füße suchen muß.
Kalium jodatum	Schmerzen in der Herzgegend mit Dyspnoe beim Steigen, heftiger Husten morgens. Larynxödem, Neigung zu wässerigem, ätzendem Schnupfen und Ödemen, Schwellung der Lymphdrüsen und rheumatischen Schmerzen im Nacken, Rücken, Ferse und Fußsohle, schlimmer bei feuchter Kälte.	Schmerzhafte Überempfindlichkeit der Lymphdrüsen und der behaarten Kopfhaut. Parietale Kopfschmerzen. Umschriebene Schwellungen unter der Kopfhaut. Schmerzen in den Augen und an der Nasenwurzel. Tränenfluß. Speichelfluß vermehrt. Grünlicher Auswurf. Stechende Schmerzen im Thorax von vorne zum Rücken gehend. Kälteschauer in der Brust, abwärtsziehend. Knochenschmerzen mit Verdickung des Periosts, besonders auf der Tibis. Rheumatische Schmerzen der Hüfte und der Knie. Intensive Körperhitze. Akne rosacea.
Plumbum metallicum	Schwaches Herz, Puls weich und fadenförmig, **dichrotisch**; **Spasmen** der **peripheren** Arterien, bleiches Gesicht. Krämpfe in den Oberschenkel- Fortsetzung Seite 98	**Trockenes Haar,** Ohrensausen, Pupillen verengt. Plötzlicher sekundenlanger Verlust der Sehkraft, begleitet von Ohnmacht; Wangen ein- Fortsetzung Seite 98

Psyche	Verschlimmerung	Besserung
Ängstlich, deprimiert, Reizbarkeit begleitet von Blutandrang zum Kopf.	Warme Kleidung, warmes Zudecken im Bett, warmes Zimmer, nachts, feuchtes Wetter.	Bewegung. Frische Luft.
Depression; Angst, ermordet zu werden; langsame Auffassung; Gedächtnisschwäche. Aphasie, Apathie.	Nachts. Bewegung	Reiben und Frottieren, starker Druck; körperliche Anstrengung.

Mittel	Klinisches	Leitsymptome
	muskeln, die in Paroxysmen auftreten; geschwollene Füße, Schmerzen in der rechten Großzehe nachts.	gefallen, fettige glänzende Gesichtshaut; **blauer Saum längs des Zahnfleischrandes**; Spasmen des Ösophagus und Magens. Gastralgie; kann fette Speisen schwer herunterschlingen, **Darmkoliken mit** Kontraktionen der Abdominalmuskeln, so daß der Bauch gegen die Wirbelsäule gezogen wird; inkarzerierte Winde. Verstopfung mit harten, dunklen, klumpigen Stühlen und Tenesmen. Potenzverminderung. Hoden nach oben gezogen. Vaginismus. Verhärtung der weiblichen Brüste. Varizen der unteren Extremitäten. Gelblich verfärbte Haut mit dunkelbraunen Leberflecken. Ikterus. Haut trocken. Die Venen der Extremitäten sind erweitert.
Plumbum jodatum	Das Mittel ist nicht geprüft, die Spasmen sind weniger ausgeprägt als bei *Plumbum metallicum*. Die Indurationen der Lymphdrüsen und besonders der Brüste stehen im Vordergrund und sind begleitet von entzündlichen Schwellungen und Schmerzen. Wo *Plumbum metallicum* angezeigt ist und in Hochpotenzen (LM) gegeben wird, ist es oft von Vorteil, gleichzeitig noch *Plumbum jodatum* in tiefer Potenz zu geben, zum Beispiel als Trituration C 3.	

Psyche	Verschlimmerung	Besserung

Mittel	Klinisches	Leitsymptome
Strontium carbonicum	Arteriosklerose mit Hypertonie. Blutwallungen ins Gesicht und Pulsationen in den Arterien des Kopfes.	Schwindel mit Kopfweh und Übelkeit. Brennen und Röte der Konjunktiven, Tränenfluß bei starkem Fixieren, Appetitverlust, insbesonders Abneigung gegen Fleisch und Verlangen nach Brot und Bier. Das Essen schmeckt fad. Aufstoßen nach dem Essen. Durchfall schlimmer nachts mit ständigem Stuhldrang, besser gegen Morgen. Völlegefühl im Abdomen. Rheumatische Schmerzen besonders in der rechten Schulter; Ischias; Rheumatismus begleitet von Durchfall, Spasmen in den Fußgelenken mit ödematöser Schwellung derselben, Füße eisig kalt. Dilatation der Venen auf den Handrücken. Hautjucken und Ekzeme, welche brennen, mit Besserung in frischer Luft oder bei Sonnenbestrahlung. Nachtschweiße am ganzen Körper.
Strontia jod.		Ebenfalls nicht geprüft, wird aber statt *Strontium carbonicum* empfohlen, wenn ausgesprochene Arteriosklerose vorliegt und eine ähnliche Symptomatologie besteht, wie sie beim Carbonat angegeben wurde. Es kann auch gleichzeitig mit *Strontium carbonicum* gegeben werden, ersteres in LM-Potenzen, letzteres in Triturationen (C 3), also tief.

Psyche	Verschlimmerung	Besserung
	In Ruhe; bei Beginn der Bewegung, Wetterwechsel und Kälte.	Beim Eintauchen der schmerzhaften Gelenke in heißes Wasser.

Die Hypotonie

Die Hypotonie ist im Gegensatz zur Hypertonie meist erworben. Eine ihrer häufigsten Ursachen sind chronische Infektionen, insbesondere **Herdinfektionen**. Offenbar schädigen die von ihnen ausgehenden Toxine die Nebenniere, so daß nach einigen Jahren des Bestehens von Infektionsherden (Zahnwurzelgranulome, Tonsilleninfektionen, chronische Phlebitiden, Sinusitiden, infizierte eingeheilte Fremdkörper, usw.) der Blutdruck absinkt und sich Werte von 100 mm und weniger einstellen. Die Hypotonie ist für den Patienten subjektiv meist lästiger als die Hypertonie (von welch letzterer er in der Regel nicht viel verspürt), indem Blutdruckverminderung fast stets mit einem **allgemeinen Schwächezustand** und starker Ermüdbarkeit verbunden ist. Der Patient ist stets müde, benötigt nach der geringsten körperlichen oder geistigen Arbeit eine **lange Erholungszeit**, fühlt sich **schwach auf den Beinen**, das **Stehen ermüdet ihn**, kurz er ist den Anforderungen seines Berufes und den Anstrengungen des Lebens nicht mehr gewachsen.

Bei akuten hypotonischen Zuständen sind folgende Mittel angezeigt:

Mittel	Klinisches	Leitsymptome
Lacticum ac.	Allgemeine Schwäche, Hypotonie.	Trockene Zunge mit Durst und Heißhunger, Salivation, Übelkeit, insbesondere am Morgen. Die Übelkeit wird gebessert durch Essen. Sodbrennen, verschlimmert durch Rauchen. Globus hystericus; Schmerzen in den weiblichen Brüsten mit Schwellung der Axillardrüsen und ausstrahlenden Schmerzen in die Hände. Rheumatische Schmerzen in den Gelenken, vor allem in den **Schultern, Handgelenken** und **Knien** begleitet von Schwäche beim Gehen. Diurese verstärkt.
Aceticum acidum	Anämie, begleitet von großer Schwäche. Neigung zu Ohnmachten und Dyspnoe; Herzschwäche; profuse Urinausscheidung; Neigung zu Schweißen und Ödemen.	Dilatation der Temporalgefäße mit Empfindung, daß das Blut heftig von unten nach oben ströme. Schmerzen an der Zungenwurzel quer verlaufend; **bleiches, wächsernes,** abgemagertes Gesicht, Augen eingesunken mit dunklen Augenringen, Speichelfluß; starke Gärung im Magen mit brennendem Durst. Erbrechen nach geringer Nahrungsaufnahme. Heftige, brennende Schmerzen im Magen und in der Brust, gefolgt von Kälte der Haut und kalten Schweißen, besonders auf der Stirne. Häufige wässerige Stühle, besonders morgens. Tympanismus; Aszites; Urinausscheidung vermehrt; Urin wässerig.

Fortsetzung Seite 106

Psyche	Verschlimmerung	Besserung
Entmutigt, faul, sarkastisch, Gedankenschwäche.	Tabakrauchen, Bewegung.	Beim Essen, durch Aufstoßen.
Benommenheit, reizbar, verwirrt, ängstlich, Schwindel infolge Schwäche.		

Mittel	Klinisches	Leitsymptome
		Regeln verstärkt; große und schmerzhafte Brüste, besonders während der Schwangerschaft, aber nach der Niederkunft geringe Milchsekretion, oder dann Milch wässerig, bläulich. Hustenreiz beim Einatmen. Rückenschmerzen gebessert beim Liegen auf dem Bauche. Unterglieder abgemagert oder Ödeme, besonders der Beine und Füße. Verminderung der Hautsensibilität.
Phosphoricum ac.	Allgemeine Schwäche und zwar zuerst geistige, dann körperliche. Besonders angezeigt bei **hochaufgeschossenen jungen Leuten,** die geistig oder körperlich überanstrengt wurden und dann zu Schwächeanfällen mit Hypotonie neigen; ferner auch nach längeren Krankheiten und seelischen Belastungen.	Fühlt sich nicht klar im Kopfe. Frühzeitiges Ergrauen und Haarausfall. Kopfschmerz nach Beischlaf und durch Fixieren. Schwindel beim Stehen oder Gehen. Blaue Augenringe. Schmerzen in den Augen, welche gegeneinander gepreßt werden oder eine Empfindung, wie wenn die Augen in den Kopf hineingedrückt würden. Trockene, aufgesprungene Lippen; beißt sich nachts in die Zunge. **Bleiche, erdige** Gesichtsfarbe mit einer Empfindung, wie wenn Eiweiß auf das Gesicht aufgestrichen worden wäre und nach Eintrocknen spanne. Verlangen nach **saftigen Speisen** (Früchte, Salate, kalte Milch). Empfindung von Magendruck, wie von einem Gewicht. Schläfrigkeit nach dem

Fortsetzung Seite 108

Psyche	Verschlimmerung	Besserung
Gedächtnisschwäche, **lustlos, indifferent, sehr** empfindlich auf Kummer und Herabsetzung, welche ihn in einen **apathischen** Zustand versetzt. Erotische Träume mit Samenerguß.	Körperliche und geistige Anstrengung; Verlust von Körpersäften (Schweiß, Samenergüsse). Kleiderdruck, besonders zirkulärer, wie Strumpfbänder, Korsette, angezogene Gürtel usw.	Wärme, warme Kleider.

Mittel	Klinisches	Leitsymptome
		Essen. Auftreibung des Abdomens; Schmerzen in der Nabelgegend; starkes Darmkollern mit Neigung zu Durchfall und weißen, wässerigen Stühlen; oft **unwillkürlicher** Stuhlabgang. Harn reichlich, wässerig oder milchig mit viel **Phosphaten.** Nykturie; Samenfluß nachts und beim Stuhlgang; mangelnde Potenz; Regeln zu früh und zu stark; geringe Milchsekretion, starke Beeinträchtigung der Gesundheit durch Stillen. Schwächegefühl in der Brust beim Sprechen. Druck hinter dem Sternum mit Erschwerung der Atmung. Herzklopfen nach Ärger; bohrende Schmerzen zwischen den Schulterblättern; nächtliche Knochenschmerzen, wie wenn das Periost **abgeschabt** würde.
Hydrocyanicum ac.	Allgemeine Schwäche mit Zyanose, die bis zur Ohnmacht geht. Kollapsähnliche Zustände.	Supraorbitalneuralgie mit Hitzewallungen auf derselben Gesichtsseite; spastische Zusammenziehungen im Larynx mit Erstickungsgefühl und Beengung auf der Brust; schaumiger Speichelfluß. Gesicht bleich oder zyanotisch; blaue Lippen. Getränke rollen mit **einem gurgelnden** Geräusch durch den Ösophagus. Magenschmerzen bei **leerem** Magen. Herzklopfen mit schwachem,

Fortsetzung Seite 110

Psyche	Verschlimmerung	Besserung
Furchtkomplexe; fürchtet sich vor Pferden, hat das Gefühl, Häuser fallen auf ihn, oder Eisenbahnwagen kämen ins Rollen und würden ihn überfahren; Einbildungskraft außerordentlich lebhaft und zwar im Sinne von **ängstlichen Einbildungen.** Lebhafte, inkohärente Träume.	Nachts (Husten). Nach dem Essen. In frischer Luft (Schwindel).	

Mittel	Klinisches	Leitsymptome
		unregelmäßigem Puls. Trockener, spastischer Husten mit Erstickungsgefühl. Kalte Extremitäten, Gähnen; ausgesprochene Schläfrigkeit.
China	Hypotonie mit nervösem Erethismus, begleitet von abdominaler Tympanie und Leberstörungen. Aszites.	Kopfweh, wie wenn der Kopf bersten wollte; blaue Augenringe, gelbe Skleren; Ohrensausen. Druck auf dem Magen mit langsamer Verdauung; **Aerogastrie;** Gaskoliken, Gallenkoliken; vergrößerte Leber. Durchfall mit lienterischen Stühlen, schlimmer durch Früchte, Milch und Bier. Schwächezustände nach Durchfall, Regeln zu früh, stark, schmerzhaft, mit dunklen Gerinnseln. Bronchitis mit starkem Rasseln und Husten beim Essen. Gelenk- und Muskelschmerzen. Äußerste Empfindlichkeit der Haut auf Berührung. Neigung zu Schweißen. Schläfrigkeit, aber Schlaflosigkeit, sobald er im Bett ist wegen Gedankenzudrang.
Acetanilidum	Hypotonie, begleitet von Cyanose und kollapsähnlichen Zuständen.	Empfindung von Aufgetriebensein des Kopfes, Schwächezustände, Mydriasis, Verengerung der Retinalgefäße, schwaches Herz, schwacher Puls, Ödeme der Füße und Fußgelenke. Schleimhäute bläulich.

Psyche	Verschlimmerung	Besserung
Apathisch, indifferent, wortkarg, Gedankenzudrang; Rücksichtslosigkeit; unfolgsam.	Berührung. Luftzug, **Verlust von Körpersäften** (Schweiß, Blutungen, Regeln); nach dem Essen, Rückwärtsbeugen. Jeden 2. Tag. Nachts.	Zusammenkauern, starker Druck, frische Luft, Wärme.

Mittel	Klinisches	Leitsymptome
Nux moschata	Hypotonie mit Neigung zu Ohnmachten und kalten Extremitäten.	Empfindung von Krepitieren und Krachen im Kopf; Phobie vor Aufgetriebensein desselben. Ständige Schläfrigkeit tagsüber, Mydriasis. Überempfindlichkeit auf Gerüche; außerordentliche Trockenheit aller Schleimhäute und der Haut; trotzdem kein Durst, Taubheit der Zunge; **Aerogastrie** mit Dyspepsie; **enorme Gasauftreibung der Därme;** Verstopfung bei weichem Stuhl. Ohnmachtsähnliche Schwäche während und nach Stuhlgang. Regeln zu lang, dunkel und dick. Stimmverlust bei Gehen gegen starken Wind. Husten dagegen im warmen Bett. Herzklopfen mit Empfindung, als ob das Herz durch eine Hand zusammengequetscht werde. Unregelmäßiger Puls, rheumatische Beschwerden, gebessert durch trockenes warmes Wetter.
Spigelia	Hypotonie.	Linksseitiges supraorbitales Kopfweh oder Kopfschmerzen, wie wenn der Kopf von einem Band umschnürt wäre. Ziliarneuralgien. Vordere Nase trocken, zäher Schleim retronasal. Fauler Mundgeruch; präkordiale Schmerzen.

Psyche	Verschlimmerung	Besserung
Launenwechsel, bald lacht er, bald weint er oder schreit; Verwirrung, fühlt sich wie im Traum. Empfindung, er hätte 2 Köpfe.	Kalter feuchter Wind; kaltes Essen; kalt Abwaschen; Liegen auf der schmerzhaften Seite; Bewegung; Erschütterung. Gemütserregungen.	Wärme, trockenes Wetter.

Äußerst ängstlich vor spitzen Dingen, wie Nadeln usw.	Berührung, Geräusche, Bewegung, Erschütterung, Abwaschungen. Würmer.	Rechtsseitenlage mit hochgelagertem Kopf. Einatmungsphase.

Mittel	Klinisches	Leitsymptome
Spongia	Hypotonie.	Erwacht plötzlich nach Mitternacht mit Schmerzen und Atemnot; dazu kommen Hitzewellen zum Kopf und Todesangst. Druck vom Herzen aus gegen die Brustorgane, wie wenn ersteres sich gegen Oben einen Weg bahnen wollte. Rasches und heftiges Herzklopfen mit Dyspnoe. Neigung zu Fließschnupfen oder abwechselnd, bald trockene Nase, dann wieder Nasenfluß. Außerordentlicher Durst und Hunger. Empfindlichkeit auf Kleiderdruck. Schwellung der Samenstränge und der Hoden mit Schmerzen. Asthma begleitet von Amenorrhoe. Große Trockenheit der Respirationsorgane, begleitet von Heiserkeit und reizendem, bellendem Husten. Lymphdrüsenschwellung und Verhärtungen. Wacht nachts plötzlich auf und hat das Gefühl ersticken zu müssen.

Psyche	Verschlimmerung	Besserung
Ängstlichkeit und Furchtgefühle. Jede Erregung verursacht nervösen Husten.	Beim Treppensteigen, im allgemeinen **vor** Mitternacht. **Herzbeschwerden** aber meist **nach** Mitternacht. Durch und nach Schlaf. Wind.	Aufwärtsgehen, **flach** liegend.

Bei mehr chronischen Fällen sind folgende Mittel angezeigt:

Mittel	Klinisches	Leitsymptome
Arsenicum album	Chronische Hypotonie.	Brennende Ausflüsse bei Katarrhen der Nase, des Auges, oder des Ohres, kadaverähnlicher Geruch. Neigung zu juckenden, meist schuppenden Hautausschlägen. Mangelnde Körperwärme. Neigung zu Ödemen. Übelkeit beim Anblick oder beim Geruch der Speisen. Ständiger Durst, trinkt aber nur wenig auf einmal.
Carbo vegetabilis	Hypotonie. Zyanotische Extremitäten begleitet von Taubheit in den Gliedern. Kälteempfindung von den Knien bis zu den Füßen. Brennende Hitze in den Knochen. Neigung zu Ekchymosen und Akne; Haarausfall. Ulcus varicosum.	Schmerzhaftigkeit der Kopfhaut beim Berühren. Zyanotisches Gesicht. Weiße Zunge. Gasauftreibung des Abdomens mit Aufstoßen. Völlegefühl und Schläfrigkeit nach dem Essen. Abneigung gegen Milch, Fleisch und Fette. Starker Windabgang, welche übelriechend sind. Feuchte Ausschläge am After, begleitet von Afterjucken oder Brennen. Durchfall mit äußerst übelriechenden Stühlen. Brennende Hämorrhoiden von bläulicher Farbe. Regeln zu früh und zu stark. Neigung zu Bronchitis und Heiserkeit, letztere schlimmer am Abend. Verlangen nach frischer Luft, sehr fröstelig, doch ist ihm das warme Zimmer unangenehm.
Cuprum metallicum	Hypotonie. *Starke Neigung zu Spasmen, besonders in den Extremitäten, aber auch des Ösophagus und der Herzgefäße.*	Übelkeit, Blaufärbung des Gesichtes und der Lippen bei Blutüberfüllung und Hitze in der Nase, metallischer, schlei-

Fortsetzung Seite 118

Psyche	Verschlimmerung	Besserung
Peinlich exakt in bezug auf Körperpflege, Kleidung und Ordnung. Ängstlich und unruhig. Muß ständig den Platz wechseln. Egoistisch, feig, geizig.	Kälte, feucht-kaltes Wetter, nach Mitternacht, kalte Speisen und Getränke, Rechtslateralität.	Wärme, warme Speisen und Getränke.
Abneigung gegen Dunkelheit, Angst vor Geistern, plötzlicher Gedächtnisausfall.	Abends, warmes Zimmer, feucht-warmes Wetter, nachts, Fette, Milch, Wein.	Aufstoßen und Windabgang. Frische Luft. Kühle.
Fixe Ideen, traurig, bösartig; sagt Dinge, die er nicht sagen möchte; voller Furcht.	Vor den Regeln, Berührung.	Beim Schwitzen, Trinken von kaltem Wasser.

Mittel	Klinisches	Leitsymptome
		miger Mundgeschmack mit Salivation, Neigung zum Erbrechen, gestillt durch Trinken von kaltem Wasser. Kolik des Magens und des Darmes mit Durchfall. Beim Trinken hört man wie die Flüssigkeit mit einem Gurgeln den Ösophagus hinabfließt; starker Durst nach kalten Getränken; schwarze Stühle mit Tenesmus und Schwächegefühl beim Stuhlgang. Regeln zu spät, verlängert; Dysmenorrhoe; langsamer Puls, meist hart und voll; Herzklopfen mit Präkordialangst. Muskelzwitschern. Muskelkrämpfe in der Hand, den Waden und den Füßen; außerordentlich tiefer Schlaf mit klonischen Zuckungen in den Gliedern.
Digitalis	Hypotonie, besonders beim Übergang in ein mehr chronisches Stadium.	Langsamer Puls, Zyanose, entfärbte weiße Stühle, erschwertes Harnlassen. Ödematöse Prostataschwellung. Dyspnoe. Süßlicher Geschmack des Auswurfs. Neigung zu Ödembildung. Flüchtige, oder auch chronische, periodisch auftretende Hauterytheme.
Ignatia	Hypotonie. Nervöser, hysterischer Typus, der durch Gefühlseindrücke außerordentlich erregt wird, aber meist in widerspruchsvoller Weise reagiert.	Kopfschmerzen schlimmer bei Tabakrauch, Augenstörungen, Muskelzwitschern im Gesicht. Bitterer Mundgeschmack; beißt sich leicht in die Wangen. Globus hysteri-

Fortsetzung Seite 120

Psyche	Verschlimmerung	Besserung
Hat nicht gern, wenn man ihn anspricht, Absonderung von der Umwelt. Erwacht plötzlich in der Nacht und hat einen Schreck, wie wenn er von einer großen Höhe heruntergefallen wäre. Geschäftigkeit wechselt periodisch ab mit völliger Inaktivität.	Aufrechtsitzen, nach dem Essen, körperliche Anstrengung, Musik.	Leerer Magen, in frischer Luft.
Äußerster Launenwechsel, auch Neigung zu Kummer im Stillen und zu Melancholie, wortkarg, voller Gegensätze.	Durch Verdruß oder seelische Erregung. Morgens. Frische Luft. Kaffee. Tabakrauch. Äußere Wärme.	Beim Essen, durch Wechsel der Nahrung, des Aufenthaltes usw.

Mittel	Klinisches	Leitsymptome
		cus. Neigung zu folikulärer Tonsillitis, Aerogastrie; sehr kapriziös in bezug auf das Essen, Verlangen nach Saurem. Schwächegefühl im Magen (Goneness), besser durch tiefes Atmen. Verstopfung, Zusammenschnürungsgefühl des Afters nach dem Stuhl, wässeriger Urin, Regeln zu stark und dunkel. Schlaflosigkeit infolge Erregung. Flüchtige Hautausschläge oder Ekzeme.
Phosphoricum acidum	Hypotonie mit allgemeiner Schwäche, und zwar zuerst geistige, dann körperliche. Besonders angezeigt bei hochaufgeschossenen jungen Leuten; die geistig oder körperlich überanstrengt wurden und dann zu Schwächeanfällen mit Hypotonie neigen, ferner auch nach längeren Krankheiten und seelischen Belastungen.	Fühlt sich nicht klar im Kopfe; frühzeitiges Ergrauen und Haarausfall. Kopfschmerz nach Beischlaf und durch Fixieren. Schwindel beim Stehen oder Gehen. Blaue Augenringe. Schmerzen in den Augen, welche gegeneinander gepreßt werden oder eine Empfindung, wie wenn die Augen in den Kopf hinein gedrückt würden. Trockene, aufgesprungene Lippen, beißt sich nachts in die Zunge. Bleiche erdige Gesichtsfarbe mit einer Empfindung, wie wenn Eiweiß auf das Gesicht aufgestrichen worden wäre und nach Eintrocknen spanne. Verlangen nach saftigen Speisen. Empfindung von Magendruck, wie von einem Gewicht. Schläfrigkeit nach dem Essen. Verlangen nach kalter

Fortsetzung Seite 122

Psyche	Verschlimmerung	Besserung
Gedächtnisschwäche, lustlos, indifferent, sehr empfindlich auf Kummer und Herabsetzung, welche ihn in einen **apathischen** Zustand versetzt. Erotische Träume mit Samenerguß.	Körperliche und geistige Anstrengung. Verlust von Körpersäften (Schweiß, Samenergüsse). Kleiderdruck, besonders zirkulärer, wie Strumpfbänder, Korsette, angezogene Gürtel usw.	Wärme, warme Kleider.

Mittel	Klinisches	Leitsymptome
		Milch. Auftreibung des Abdomens. Schmerzen in der Nabelgegend, starkes Darmkollern. Neigung zu Durchfall mit weißen, wässerigen Stühlen. Oft unwillkürlicher Stuhlabgang. Harn reichlich, wässerig oder milchig mit viel Phosphaten, Nykturie. Samenfluß nachts und beim Stuhlgang, dazu mangelnde Potenz. Regeln zu früh und zu stark. Geringe Milchsekretion, starke Beeinträchtigung der Gesundheit durch Stillen. Schwächegefühl in der Brust beim Sprechen. Druck hinter dem Sternum mit Erschwerung des Atmens. Herzklopfen nach Ärger. Bohrende Schmerzen zwischen den Schulterblättern; nächtliche Knochenschmerzen, wie wenn das **Periost abgeschabt** würde.
Linaria	Hypotonie mit Neigung zu Ohnmachten infolge von Herzschwäche.	Vegetativer Neurotiker, Übelkeit, Speichelfluß, Druck auf dem Magen, Hypertrophie der Milz und der Leber, begleitet von Subikterus; außerordentliche Tagesschläfrigkeit; Beklemmung und Zusammenschnürung der Kehle, Kälte.
Moschus	Hypotonie mit stark nervösem Einschlag.	Drückender Schmerz über der Nasenwurzel. Schwindel bei geringster Bewegung, Gefühl, daß er von einer großen Höhe herabfalle. Emp-

Fortsetzung Seite 124

Psyche	Verschlimmerung	Besserung
	Gehen in kalter Luft.	
Hysterischer Typus, voller Ängste, Sexualhypochonder, schreckhaftes Auffahren, plötzliches grundloses Lachen. Sexualverlangen erhöht, *Fortsetzung Seite 125*	Kälte, frische Luft erscheint ihm äußerst kalt. Aufregungen.	Im Freien, Wärme, Reiben und Frottieren der Haut.

Mittel	Klinisches	Leitsymptome
		findlichkeit des Haarbodens. Geräusche im Ohr wie von Kanonenschlägen. Verlangen nach schwarzem Kaffee und Stimulantien, aber Abneigung gegen Essen. Angstgefühl in der Brust; starke Gasauftreibung des Abdomens; beim Manne starke Libido bei mangelnder Potenz; Regeln zu früh, zu stark. Urinausscheidung vermehrt. Beklemmung und Beengung auf der Brust mit schwierigem Atem; muß ständig tiefe Atemzüge machen; Globus hystericus. Herzklopfen bei der geringsten Gefühlserregung, Puls schwach.
Lachesis	Hypotonie.	Herzklopfen mit Ohnmachtsanfällen; Zusammenschnürungsgefühl besonders im oberen Teil der Brust, gegen Hals und Kiefer ausstrahlend, begleitet von Herzensangst. Zyanose. Äußerste Empfindlichkeit des Kehlkopfes auf Berührung und Druck. Linksseitige Anginen. Verlangen nach Alkohol. Kardiagegend berührungsempfindlich, ebenso Leberdruckempfindlichkeit. Die Schmerzen gehen von links nach rechts. Kopfschmerzen an der Nasenwurzel beginnend und nach dem Hinterhaupt ausstrahlend, treten in Wellen auf. Neigung zu Zyanose. Linkslateralität.

Psyche	Verschlimmerung	Besserung
mit Jucken der Genitalorgane (Frauen).		
Gesprächigkeit, denkt laut. Depression schlimmer morgens. Eifersucht. Nachtarbeiter. Religiöse Wahnideen. Fanatismus.	Nach Schlaf, während des Schlafs, im Frühling und Herbst, warme Bäder, Kleiderdruck. Warme Getränke, feuchte Wärme.	Ausflüsse, Schweiße, Menses, warme Umschläge.

Mittel	Klinisches	Leitsymptome
Phosphorus	Chronische Hypotonie.	Groß- und schlankgewachsen mit blonder oder rötlicher Haarfarbe, und Sommersprossen. Überempfindlichkeit des Nervensystems, besonders bei Gewittern, ferner auf Elektrizität, Gerüche und Verdrießlichkeiten. Kleine Wunden bluten stark. Starker Durst mit Verlangen nach kaltem Wasser; trinkt viel auf einmal. Verlangen nach stark gewürzten Speisen. Ständig hungrig, oft gleich nach dem Essen. Aufstoßen des Mageninhaltes. Sehr übelriechende Stühle und Winde; leichter Stuhlgang mit dünnkalibrigen Stühlen und nachfolgender Schwäche. **Heiserkeit**; Kitzelhusten. Brennen in der Wirbelsäule, besonders bei langem Sitzen, ferner der Fußsohlen und Handteller. Hitzewellen in die Brust.
Sulfur	Hypotonie.	Empfindung, als ob das Herz zu groß sei und nicht in der Brust Platz habe. Beklemmung wie wenn ein Steingewicht die Brust bedrücke. Atemnot mitten in der Nacht, muß Aufsitzen. Tachykardie, besonders morgens. Lufthunger. Wünscht die Fenster geöffnet. Hat immer zu heiß, wünscht leichte Kleider und deckt sich im Bett nur leicht zu. Brennen und Hitze in den

Fortsetzung Seite 128

Psyche	Verschlimmerung	Besserung
Strohfeuerhaftes psychisches Verhalten: sofort begeistert, aber rasch entmutigt. In der Schule geistig langsam, träge. Neigung zu Träumen und Schlafwandeln. Sehr erregbar, die geringste nervöse Erregung führt zu Hitzewellen in den verschiedensten Körperteilen, besonders in der Brust. Unruhig, muß ständig Hände und Füße bewegen; leicht beleidigt.	Geistige und körperliche Anstrengungen. **Dämmerung**; warme Speisen und Getränke. Wetterwechsel; nach Durchnässung; Liegen auf der linken Seite. Während eines Gewitters.	In völliger Dunkelheit und nachts. Beim Liegen auf der rechten Seite. Kalte Speisen und Getränke. Kalte Abwaschungen. Nach Schlaf, selbst nach kurzem Schlaf.
Reizbar, faul oder überaus geschäftig, egoistisch, nimmt keine Rücksicht, passiv, Abneigung gegen seine Arbeit, Neigung zum Grübeln und zum Philosophieren, Nachlässig in der Pflege seines Körpers und seiner Kleider, läuft schmutzig herum, reizbar.	Bettwärme; warmes geschlossenes Zimmer; morgens um 11 Uhr; kaltes Baden; beim Stehen.	Trockenes, warmes Wetter. Liegen auf der rechten Seite.

Mittel	Klinisches	Leitsymptome
		Füßen, so daß er ständig einen frischen Platz im Bett suchen muß. Verlangen nach Süßem; trinkt viel beim Essen, ißt aber wenig. Säurebeschwerden, Schwächegefühl um 11 Uhr, welches ihn dazu treibt, etwas zu essen, worauf es besser wird. Durchfall morgens früh, welcher ihn aus dem Bette treibt. Röte und Entzündung der Körperöffnungen (Lippen, Anus, Konjunktiven). Geschwollene Lippen. Bitterer Mundgeschmack morgens. Ekzeme, Hitzewallungen im Kopfe.
Spigelia	Hypotonie.	Siehe Seite 68.
Spongia	Hypotonie.	Siehe Seite 68.
Veratrum album	Hypotonie mit extremer Schwäche bis zum Kollaps. Es ist mehr das periphere Gefäßsystem affiziert.	Kälte, Zyanose, allgemeine Schwäche, kalte Schweiße, besonders auf der Stirne, Würgen, Erbrechen, Durchfall, begleitet von Krämpfen im Abdomen und in den Extremitäten. **Eisige Kälte** der Nasenspitze und des Gesichts. Großer Durst für kaltes Wasser mit Abneigung gegen warme Speisen. Singultus, Verlangen nach Früchten, Fruchtsäften und kalten Getränken, Angstgefühl in der Magengrube, schwache Stimme. Rasselgeräusche auf der Lunge,

Fortsetzung Seite 130

Psyche	Verschlimmerung	Besserung
Aufgeregt, außerordentlich geschäftig, was sich bis zu Zornausbrüchen, Schreikrämpfen, ja Tobsuchtsanfällen steigern kann. In ganz schweren Fällen kommt es dann zu Stupor und katalepsieähnlicher Indifferenz.	Nachts, feuchtes kaltes Wetter, Genuß von Früchten und Gemüse.	Mäßige Bewegung und Wärme.

Mittel	Klinisches	Leitsymptome
		verursacht durch Schleimmassen in den Bronchien, welche er nicht aushusten kann. Herzklopfen mit Angst und beschleunigter Atmung. Puls unregelmäßig, schwach, Dysmenorrhoe. Schmerzhaftigkeit der Gelenke.

Psyche	Verschlimmerung	Besserung

Angina pectoris und Hypertonie

a) Funktionelle Angina pectoris

Mittel	Klinisches	Leitsymptome
Arnica	Angina pectoris nach Traumen oder Allergien infolge von Herdinfektionen.	Kopfhitze mit kaltem Körper. Übler Mundgeruch, Geschmack von faulen Eiern; Empfindung, als ob der Magen gegen die Wirbelsäule hin gedrückt würde; Durchfall mit Tenesmen, stinkende Stühle. Angina pectoris mit ausstrahlenden Schmerzen in den linken Ellenbogen und die linke Hand, begleitet von Stichen im Herzen, Puls schwach und unregelmäßig. Abgeschlagenheit der Glieder. Muskelkater bei der geringsten Anstrengung; das Bett kommt ihm zu hart vor. Neigung zu infektiös-toxischen Hautausschlägen (Akne, Pusteln etc., welche meist symmetrisch auftreten). Schlaflosigkeit, besonders nach starker Ermüdung mit Kopfhitze. Träume von Tod, Verstümmelung usw. Unwillkürlicher Stuhlabgang während des Schlafes.

P.S. Bei Angina pectoris, welche nach körperlichen oder psychischen Traumen aufgetreten ist, tritt die Heilung in der Regel nach einer Dosis *Arnica* 200 C sehr rasch ein, selbst wenn die Krankheit Jahre oder Jahrzehnte bestanden hat.

Arsenicum jodatum	Puls unregelmäßig; Herzaktion schwach.	Schwindel. Reizende fötide Ausflüsse, insbesonders aus der Nase, begleitet von heftigem Niesreiz; chronischer Koryza; Neigung zu schuppenden Hautausschlägen und Skrofulose.

Psyche	Verschlimmerung	Besserung
Will nicht angesprochen noch berührt werden, indifferent, kann nicht planmäßig arbeiten. Verlangen nach Alleinsein, erklärt dem herbeigerufenen Arzt, daß er völlig gesund sei und keine Behandlung nötig habe.	Nach Unfällen, psychischem Schock, geringste Berührung, Bewegung, Weingenuß, feuchtkaltes Wetter.	Beim Liegen, besonders mit tiefgelagertem Kopf.

| Reizbarkeit, Abneigung gegen Lesen und geistige Anstrengung. | Bewegung, Bücken, beim Aufsitzen, körperliche Anstrengung, kalte Winde, aber auch Föhn und feuchtwarmes Wetter. | Mäßige Wärme; Ruhe. |

Mittel	Klinisches	Leitsymptome
Cactus grandifloris	Angina pectoris.	Empfindung, als ob das Herz mit einer eisernen Hand gepackt und zusammengequetscht würde. Ausstrahlen dieser Konstriktionsschmerzen gegen den linken Arm. Ähnliche Empfindungen (wie von Zusammengeschnürtwerden) können auch an vielen anderen Körperstellen vorkommen, zum Beispiel an den Extremitäten. Kalte Schweiße. Herzklopfen mit Schwindel. Dyspnoe und Gasauftreibung des Bauches. Stiche im Herzen. Puls rasch, schwach und unregelmäßig. Kopfweh von Blutüberfüllung des Kopfes, wie wenn der Kopf in einem Schraubstock eingepreßt wäre. Nasenbluten. Zusammenschnürungsgefühl im Ösophagus mit trockener Zunge wie wenn sie **verbrannt** wäre. Ausgesprochene **Periodizität**. Prostration, Dysmenorrhoe, Ödeme der Hände und der Füße; eiskalte Hände, Unruhe der Beine. Das Fieber tritt regelmäßig zur gleichen Stunde auf, meist um 11 Uhr, begleitet von Kälteempfindungen, kaltem Schweiß und Bangigkeitsgefühl in der Herzgegend. Oft **subnormale** Temperatur.

Psyche	Verschlimmerung	Besserung
Angst zu sterben, Ängstlichkeit überhaupt. Schlecht gelaunt, traurig, wortkarg.	Linksseitenlage, Gehen, besonders Treppensteigen. Zu Beginn des Nachmittags. 11 Uhr und 23 Uhr	Frische Luft.

Mittel	Klinisches	Leitsymptome
Calc. ars.	Angina pectoris. Meist fetter Patient, besonders indiziert um das Klimakterium herum.	Kopfschmerzen besser beim Liegen auf die schmerzhafte Seite; heftige Blutwallungen zum Kopfe; Magengegend aufgetrieben; Nierengegend druckschmerzhaft, Zusammenschnürungsgefühl in der Herzgegend mit Erstickungsanfällen und starkem Herzklopfen. Die Schmerzen strahlen in den Rücken und in die Arme aus. Rheumatische schmerzen im Nacken und in der Lumbosakralgegend, welche ihn aus dem Bett treiben. Neigung zu Thrombophlebitis, Schwere und Schwäche in den unteren Extremitäten.
Cuprum	Angina pectoris mit verlangsamtem Puls, der meist hart und voll ist. Präkordialangst. Herzschmerzen.	Übelkeit, Blaufärbung des Gesichts und der Lippen bei Blutfüllung derselben und Hitze in der Nase; metallischer, schleimiger Mundgeschmack mit Salivation, Neigung zu Erbrechen gestillt durch Trinken von kaltem Wasser. Kolik des Magens und des Darmes mit Durchfall. Beim Trinken hört man, wie die Flüssigkeit mit einem Gurgeln den Ösophagus hinabfließt; starker Durst nach kalten Getränken; schwarze Stühle mit Tenesmus und Schwächegefühl beim Stuhlgang, Regeln zu spät, verlängert; Dysmenorrhoe. Langsamer Puls, meist hart und voll.

Fortsetzung Seite 140

Psyche	Verschlimmerung	Besserung
Ärgerlich und voller Ängste. Verlangen nach Gesellschaft. Deprimiert.	Geringste Anstrengung. Linkslateralität.	
Fixe Ideen, traurig, bösartig, sagt Dinge, die er nicht sagen möchte; voller Furcht.	Vor den Regeln, Berührung.	Beim Schwitzen. Trinken von kaltem Wasser.

Mittel	Klinisches	Leitsymptome
		Herzklopfen mit Präkordialangst. Muskelzwitschern. Muskelkrämpfe in der Hand, den Waden und den Füßen; außerordentlich tiefer Schlaf mit klonischen Zuckungen in den Gliedern.
Digitalis	Angina pectoris.	Heftiges Herzklopfen bei geringster Anstrengung oder Bewegung, mit Empfindung als würde das Herz zu schlagen aufhören. Stiche auf dem Herzen, stark verlangsamter Puls, oft unregelmäßig oder intermittierend. Schwindel beim Aufsitzen und Aufstehen. Entfärbter Stuhl.
Ignatia	Nervöser, hysterischer Typus, der durch Gefühlseindrücke außerordentlich erregt wird.	Kopfschmerzen, schlimmer bei Tabakrauch. Augenstörungen, Muskelzwitschern im Gesicht. Bitterer Mundgeschmack; beißt sich leicht in die Wangen, Globus hystericus. In der Kehle Neigung zu folikulärer Tonsilitis. Aerogastrie, sehr kapriziös in bezug auf das Essen, Verlangen nach Saurem. Schwächegefühl im Magen (Goneness), besser durch tiefes Atmen. Verstopfung. Zusammenschnürungsgefühl des Afters nach dem Stuhl, wässeriger Urin, Regeln zu stark und dunkel. Schlaflosigkeit infolge Erregung. Flüchtige Hautausschläge oder Ekzeme.

Psyche	Verschlimmerung	Besserung
Indifferenz; Perioden von größter Aktivität abwechselnd mit solchen von absoluter Untätigkeit und Arbeitsunlust. Musik macht ihn traurig. Träumt zu fallen.	Aufrechtsitzen, nach Mahlzeiten, Musik, Bewegung, Anstrengung, Nachts.	Leerer Magen, in frischer Luft.
Äußerster Launenwechsel. Neigung zu Kummer im Stillen und zu Melancholie. Wortkarg, voller Gegensätze.	Durch Verdruß oder seelische Erregung. Morgens. Frische Luft. Kaffee, Tabakrauch, äußere Wärme.	Beim Essen, durch Wechsel der Nahrung, des Aufenthalts usw.

Mittel	Klinisches	Leitsymptome
Jodum	Empfindung, als ob das Herz zusammengequetscht würde, Myokarditis Herzsymptome begleitet von starker Schwäche und Ohnmachten, Herzklopfen bei geringster Anstrengung, Tachykardie.	Blutwallungen zum Kopf mit Empfindung, wie wenn derselbe von einem Bande zusammengeschnürt würde, schlimmer im warmen Zimmer, Neigung zu Schnupfen. Zahnfleischblutungen. Außerordentlicher Hunger und Durst. Magert ab, trotzdem er ständig ißt. Urinausscheidung vermehrt und verstärkt. Urin **gelbgrün.** Schwellung der Hoden, Atrophie der Brüste. Menses schwächen sehr. Kruppöser Husten. Kälteempfindung im Kopf, abwärtsstrahlend gegen die Kehle und Lungen. Rheumatische Schmerzen der Gelenke und Knochen. Ätzender Fußschweiß; Haut heiß, mit Neigung zu Gelbfärbung. Lymphdrüsen vergrößert. Indurationen in den verschiedensten Körperteilen (Brüste, Ganglien, Hoden usw.).
Kalium carbonicum	Angina pectoris bei kälteempfindlichen Menschen mit schwachem Herzen.	Empfindung, als ob das Herz an einem Faden oder an einem Strang aufgehängt wäre. Brennende Schmerzen in der Herzgegend. **Stiche im Thorax,** besonders rechts; schwacher, rascher Puls, begleitet von dyspeptischen Schmerzen. Menses zu früh und zu stark, oder zu spät und zu schwach. Lumbosakralschmerzen **nach dem**

Fortsetzung Seite 144

Psyche	Verschlimmerung	Besserung
Voller Angst, besonders in Ruhe. Bedürfnis, sich Bewegung zu machen, um sich zu schlagen und zu toben. Muß ständig beschäftigt sein. Melancholie mit Suizidgedanken.	In Ruhe, warmes Zimmer. Rechtslateralität.	Gehen in frischer Luft, Bewegung.
Reizbar, starrköpfig, überempfindlich auf Schmerzen, Geräusche und Berührung. Launenhaft.	Nach Beischlaf, kaltes Wetter. Kaffee. 3 Uhr. Liegen auf der linken oder schmerzhaften Seite.	Warmes Wetter. Tagsüber. Bewegung.

Mittel	Klinisches	Leitsymptome
		Essen. Verstopfte Nase, besonders im warmen Zimmer. Neigung zu Erkältung, besonders Schnupfen, Bronchitis und Affektionen der rechten Lunge. **Trockenheit des Haares**, Schwellung der Oberlider, besonders am inneren Augenwinkel. Rachen trocken und rauh, mit stechenden Schmerzen, wie von Spießen. Verlangen nach **Süßem, Angstgefühl in der Magengegend.** Stechende Schmerzen über der Leber. Verstopfung mit **großkalibrigen** Stühlen, Nykturie, Urinabgang beim Niesen und Husten. Empfindliche Fußsohlen, stößt mit den Füßen im Bett an. Schläfrig nach dem Essen; wacht um 2 Uhr auf und kann nicht mehr einschlafen. Kitzelig.
Latrodectus mactans	Typisches Symptomenbild der Angina pectoris mit Ausstrahlung gegen Schultern und Rücken, Schwäche der Beine. Kälte der Haut. Präkordialangst, mit Taubheit der oberen Extremitäten. Puls schwach und beschleunigt.	Ängstlicher Gesichtsausdruck, Übelkeit, gefolgt von heftigen Bauchschmerzen, Jucken des Präputium. Schnappt nach Luft im Anfall. Aufsteigender Schmerz vom rechten Handgelenk zum Oberarm, Schulter, und Nacken, dann absteigend zur linken Axilla bis zu den Fingerspitzen der linken Hand.

Psyche	Verschlimmerung	Besserung

Angstgefühle. Schreit auf in der Nacht oder im Anfall, daß er keinen Atem mehr habe und ersticken müsse.

Mittel	Klinisches	Leitsymptome
Lachesis	Angina-pectoris-ähnliche Beschwerden, welche sich nach der **Kehle** hinaufziehen, mit **Beklemmungsgefühl** in der Halsgegend.	Linkslateralität. Kopfweh, beginnend an der Nasenwurzel und ausstrahlend gegen Okziput. Fazialisneuralgie, Schwellung des Zahnfleisches mit Blutungstendenz. Linksseitige Angina, verschlimmert beim Leerschlucken und Schlucken von Flüssigkeiten ebenso durch heiße Getränke; nagende Magenschmerzen, besser durch Essen, Empfindlichkeit in der Lebergegend, verstärkt durch Kleiderdruck. Gasbeschwerden. Verstopfung mit Analsphinkterkrampf. Regeln zu kurz, zu schwach oder Amenorrhoe. Schmerzen im linken Ovarium. Verlangen, tiefe Atemzüge zu machen. Herzklopfen mit Zusammenschnürungsgefühl in der Brust. Zyanose, blauverfärbte Lippen. Lumbosakralschmerzen beim Aufstehen vom Sitzen, Schläfrigkeit, aber kann nicht einschlafen; **rötlicher** Schweiß.
Kalmia	Angina-pectoris-ähnliche Beschwerden, welche ihm den Atem nehmen, hochgradige Angstgefühle in der Herzgegend.	Verstärkte und beschleunigte Herzaktion welche durch die Thoraxwände hindurch sichtbar ist. Schlimmer beim Rückwärtsneigen. Schmerzen strahlen nach dem **linken** Arme aus. Schmerzen immer von oben nach unten, begleitet von Taubheit im betreffenden

Fortsetzung Seite 148

Psyche	Verschlimmerung	Besserung
Geschwätzig, deprimiert am Morgen, beim Erwachen, übermäßig geschäftig, fanatisch, eifersüchtig, religiöse Wahnideen.	Nach Schlaf, feuchtwarmes Wetter, im Frühling und Herbst, warme Bäder, Kleiderdruck, besonders am Hals; warme Getränke.	Auftreten von Ausflüssen (Regeln, Schweiß, Nasenkatarrhe, usw.). Warme Umschläge.
	Vorwärtsbeugen, Abwärtsschauen, Bewegung, frische Luft.	

Mittel	Klinisches	Leitsymptome
		Glied. Schwindel schlimmer beim Vorwärtsbeugen. Kopfschmerzen in der Stirn und Schläfengegend nach dem Nacken und den Zähnen ausstrahlend. Fazialisneuralgie, schlimmer rechts, Schmerzen in der Magengrube, schlimmer beim Vorwärtsbeugen, besser beim Aufrechtsitzen, Lumbosakralschmerzen, Puls schwach und langsam. Rheumatische Schmerzen der Nackengegend, nach den Armen ausstrahlend. Rheumatische Schmerzen des Deltoideus, schlimmer rechts, Schmerzen der Knie nach den Hüften und Füßen ausstrahlend, Schlaflosigkeit am Morgen von 4 Uhr an.
Lilium tigrinum	Angina pectoris mit Empfindung, als ob das Herz in einen Schraubstock eingespannt wäre. Die Schmerzen strahlen in den **rechten** Arm aus.	Neigung zu Ohnmachten in einem warmen, geschlossenen Raum, durstig, Aerogastrie und Gasbeschwerden im Bauche; häufiger Harndrang und Stuhldrang, hervorgerufen durch Druck auf Blase und Rektum, wie wenn dieselben nach unten austreten würden. Unregelmäßiger, beschleunigter Puls. Erstickungsgefühl in warmen, mit Menschen erfüllten Räumen. Regeln zu früh, zu schwach, dunkel mit Gerinnseln. Der Regelfluß ist stärker oder überhaupt nur vorhanden bei **Bewegung.** Empfindung

Fortsetzung Seite 150

Psyche	Verschlimmerung	Besserung
Depression, Neigung zum Weinen, ängstlich, glaubt, eine schwere organische Krankheit oder ein unheilbares Leiden zu haben. Neigung zu schwören, zu fluchen, zu schlagen, von obszönen Dingen zu reden, unruhig, ständig in Eile, überaus beschäftigt.	Warmes Zimmer, mit Menschen gefüllte Räume, Zuspruch.	Frische. Luft.

Mittel	Klinisches	Leitsymptome
		von Druck auf der Gebärmutter, wie wenn dieselbe austreten würde, besser bei Ruhe, Schlaf erfrischt nicht, unangenehme Träume.
Magnesia phos.	Angina pectoris mit Zusammenschnürungsgefühl in der Herzgegend.	Neigung zu Krämpfen der Muskeln und Neuralgien, durch Kälte verschlimmert und durch Wärme gebessert; ständig müde und erschöpft. Abneigung gegen geistige Betätigung. Außerordentlich überempfindlich gegen Schmerzen. Supraorbitalschmerzen schlimmer rechts. Verstärkter Tränenfluß. Zwitschern der Lider. Fazialisneuralgien, neuralgische Zahnschmerzen, Singultus mit Durst auf kalte Getränke, Gaskolik mit Neigung zum Zusammenzukauern, begleitet von Luftaufstoßen ohne Besserung, Abdomen aufgetrieben mit Völlegefühl und Verlangen, die Kleider zu öffnen und sich Bewegung zu machen, was zu kontinuierlichem Gasabgang führt. Verstopfung bei Rheumatikern. Dysmenorrhoe mit membranösem Regelfluß. Ovarialneuralgie. Regeln zu früh, dunkel, fadenziehend, klebrig; spastischer Husten, Interkostalneuralgie, Krämpfe in den Waden, Schreibkrampf, Taubheit der Fingerspitzen, allgemeine Muskelschwäche.

Psyche	Verschlimmerung	Besserung
Verwirrt, kann nicht klar denken.	Kälte, Berührung, nachts, Rechtslateralität.	Wärme, Zusammenkauern, Druck, Reiben und Frottieren.

Mittel	Klinisches	Leitsymptome
Naja	Angina-pectoris-ähnliche Beschwerden mit Ausstrahlung in den **Nacken,** die **linke Schulter** und den **linken Arm,** mit Präkordialangst und Angst zu sterben.	Die Anginabeschwerden sind begleitet von Kopfschmerzen in der Stirn und Schläfengegend. Empfindung eines Gewichtes auf dem Herzen; Puls unregelmäßig. Angina pectoris nach Infektionskrankheiten mit Herzbeteiligung. Linkslateralität. Zusammenschnürungsgefühl in der Kehle und am Hals. Linksseitige Ovarialneuralgie. Das linke Ovarium scheint gegen das Herz gezogen zu werden. Sehr tiefer Schlaf.
Natrium muriaticum	Zusammenschnürungsgefühl am Herzen und auf der Brust, mit Kältegefühl auf dem Herzen. Tachykardie mit unregelmäßigem Puls, besonders beim Liegen. Die Herzaktion schüttelt den ganzen Körper.	Hämmerndes Kopfweh, besonders morgens, nach den Regeln und tagsüber. Oft halbseitig; diesem vorangehend Taubheit oder Ameisenlaufen in den Lippen, der Zunge oder der Nase, Schmerzen in den Augen beim Lesen. Sinusitis mit weißem oder durchsichtigem Ausfluß und ebensolcher Retronasalkatarrh. Ölige glänzende Gesichtshaut; Schrunden der Lippen und der Mundwinkel; Landkartenzunge; magert ab trotz kräftigem Appetit; schwitzt während des Essens. Verstopfung mit **trockenen, harten** Stühlen, welche am Anus zerbröckeln. Unregelmäßige Menses, meist verstärkt. **Trockene** Vagina. Amenorrhoe. Rückenschmerzen, gebessert durch anlehnen.

Fortsetzung Seite 154

Psyche	Verschlimmerung	Besserung
Suizidgedanken, Depression, wortkarg, Angst vor dem Alleinsein, hat Angst vor Regen, überstürztes Sprechen, grübelt ständig über eingebildete Beschwerden nach.	Stimulantien, Kälte.	Spazierengehen in frischer Luft.
Depression, Melancholie, reizbar, ungeschickt, hastig, Neigung zu stillem Kummer.	Hitze; warmes Zimmer; Geräusche, Musik; 10 Uhr; an der Meeresküste; geistige Anstrengung; Zuspruch. Hitze in jeder Form, insbesondere **strahlende**.	Frische Luft; kaltes Baden; Abwechslung, besonders im Essen. Rechtsseitenlage. Enge, den Körper stützende Kleidung.

Mittel	Klinisches	Leitsymptome
		Feuchte Schweiße, Nietnägel, Schrunden an den Nagelfälzen, Ameisenkribbeln oder Taubheit der Finger oder der unteren Extremitäten; kalte Füße, aber Blutdrang zum Kopf. Ekzeme, besonders in den Gelenkbeugen, an der Haarnackengrenze und hinter den Ohren. Warzen an den Handflächen.
Nux vomica	Angina pectoris bei nervösen überarbeiteten Menschen mit erhöhter Sensibilität.	Überempfindlichkeit gegen Schmerzen; Neigung zu Schnupfen mit Verstopfung der Nase nachts und Fluß tagsüber. Dyspepsie; Magendruck, schlimmer durch Essen oder einige Zeit nachher; Retroperistaltik; saures oder bitteres Aufstoßen; Übelkeit, dabei Heißhunger. Verstopfung mit **vergeblichem** Drang, Hämorrhoidalbeschwerden; Schmerzen im Rektum; Spasmen im Darm und am Blasensphinkter. Regeln zu früh, zu lang, schwarzes Blut, Dysmennorrhoe. Lumbalschmerzen, Einschlafen der Arme und Hände; erwacht um 3 Uhr und kann erst gegen morgen wieder einschlafen; fühlt sich nach dem Erwachen müde und abgeschlagen; schläfrig nach dem Essen und früh am Abend. Träumt von Geschäften und von Verstümmelungen; ständig in Eile.

Psyche	Verschlimmerung	Besserung
Reizbar, sehr erregbar, heftig, verträgt weder Geräusche noch Gerüche, noch Licht; außerordentlich reizbar bei Krankheiten; disponiert, anderen Vorwürfe zu machen; übergeschäftiger Berufsmensch.	Morgens früh, **geistige Arbeit,** nach dem Essen, Berührung, Stimulantien, Gewürze, Kaffee, **trockenes, kaltes Wetter.** Sitzende Lebensweise.	Feucht-warmes Wetter, abends.

Mittel	Klinisches	Leitsymptome
Plumbum	Krampfartige Zusammenschnürung in der Herzgegend, hervorgerufen durch Spasmen der Koronararterien. Schwaches Herz, Puls weich und fadenförmig. Dichrotisch. Spasmen der peripheren Arterien. Anämie, bleiches Gesicht.	Trockenes Haar. Ohrensausen. Pupillen verengt. Plötzlicher sekundenlanger Verlust der Sehkraft, begleitet von Ohnmacht. Wangen eingefallen; fettige glänzende Gesichtshaut; blauer Saum längs des Zahnfleischrandes. Spasmen des Ösophagus und Magens. Gastralgien; kann fette Speisen schwierig herunterschlingen. Darmkoliken mit Kontraktionen der Abdominalmuskeln, so daß der Bauch gegen die Wirbelsäule gezogen wird. Verstopfung mit harten, dunklen, klumpigen Stühlen und Tenesmen. Potenzverminderung. Hoden nach oben gezogen. Vaginismus. Verhärtung der weiblichen Brüste. Varizen der unteren Extremitäten. Gelblich verfärbte Haut mit dunkelbraunen Leberflecken. Ikterus. Krämpfe in den Oberschenkelmuskeln die in Paroxysmen auftreten; geschwollene Füße. Schmerzen in der rechten Großzehe nachts.
Spigelia	Angina pectoris mit Verlangen, kaltes Wasser zu trinken, welches beruhigt.	Anfälle begleitet von Dyspnoe mit Verlangen, auf der rechten Seite zu liegen, mit hochgelagertem Kopf, was bessert. Disposition zu **linksseitigem** Supraorbitalkopfweh, das oft von heftigem Herzklopfen

Fortsetzung Seite 158

Psyche	Verschlimmerung	Besserung
Depression. Angst, ermordet zu werden. Langsame Auffassung. Gedächtnisschwäche. Aphasie. Apathie.	Nachts. Bewegung.	Reiben und Frottieren. Starker Druck. Körperliche Anstrengung.
Hat Angst vor scharfen, spitzen Dingen, Nadeln usw.	Berührung, Bewegung, Geräusche. Kaltes Abwaschen, Erschütterung.	Liegen auf der rechten Seite mit hochgelagertem Kopf. Einatmung.

Mittel	Klinisches	Leitsymptome
		und Präkordialangst begleitet ist. Schmerzen in den Augäpfeln. Retronasalkatarrh, übler Mundgeruch. Fazialisneuralgie.
Spongia	Angina-pectoris-ähnliche Herzbeschwerden, welche besonders nach Mitternacht auftreten und den Patienten aus dem Schlaf wecken, begleitet von Erstickungsgefühl.	Erwacht plötzlich nach Mitternacht mit Atemnot, Schmerzen auf der Brust und Hitzewellen, heftige Tachykardie. Neigung zu Fließschnupfen, abwechselnd mit trockener Nase. Heftiger Durst und Hunger. Lymphdrüsenschwellungen und Verhärtungen; Schwellung der Samenstränge und Hoden.
Tabacum	Angina pectoris mit Präkordialangst. Die Schmerzen strahlen nach dem Sternum aus. Tachykardie oder Bradykardie. Herzklopfen beim Liegen auf der linken Seite.	Übelkeit mit Erbrechen und ohnmachtsähnlichen Schwächeanfällen, verschlimmert bei Bewegung, im fahrenden Wagen, oder auf der See. **Kalte Schweiße mit weißem oder bläulichem** Gesicht und eingefallenen Wangen. Kopfweh, wie wenn der Schädel von einem Band zusammengeschnürt würde. Verstopfung infolge von Inertie des Rektums, oder plötzliche Anfälle von Durchfall mit wässerigem Stuhl, Prostration und kaltem Schweiß. Hände und Füße eisig kalt. Tremor.

Psyche	Verschlimmerung	Besserung
Ängstlichkeit und Furchtgefühle. Jede Erregung verursacht nervösen Husten.	Treppensteigen **vor** Mitternacht, Herzbeschwerden aber **nach** Mitternacht. Durch und nach Schlaf. Wind.	Abwärtsgehen. Flachliegen.
Unzufrieden, vergeßlich.	Beim Öffnen der Augen, im fahrenden Wagen oder auf dem Schiff. Extreme Wärme.	Sich Abdecken. Frische Luft. Harn- und Stuhlabgang.

Die Erkrankungen der peripheren Gefäße

Erkrankungen der Venen

Phlebitis acuta

Akute und chronische Phlebitiden sind sozusagen immer metastatisch bedingt, nämlich hervorgerufen durch infektiöse Embolien, die auf dem Blutwege in die Venen verschleppt wurden. Als akute primäre Infekte kommen in erster Linie in Frage: akute grippöse Zustände, Tonsillitiden, Anginen, Nebenhöhlenerkrankungen, Otitiden und Furunkel. Die dadurch hervorgerufenen Phlebitiden können dann später selbständig werden, periodisch rezidivieren und schließlich chronisch werden.

Es gibt aber auch primär chronische Phlebitiden. Diese gehen fast immer von Herdinfektionen aus, wofür Z a h n w u r z e l g r a n u l o m e , chronische Tonsillitiden und Nebenhöhlenaffektionen die bekanntesten Ursachen abgeben.

Eine besondere Beachtung verdient das Rektum, dessen Venen ganz besonders häufig erkranken: das sogenannte Hämorrhoidalleiden. Ist dies einmal chronisch geworden, so können die Hämorrhoidalvenen die Rolle eines Focus übernehmen und sekundär andere Gebiete infizieren, insbesondere diejenigen der Beine. Wenn das Hämorrhoidalleiden nicht ausheilt, rezidivieren dann diese sekundären Phlebitiden der unteren Extremitäten ständig, woraus sich die therapeutische Folge ergibt, daß in solchen Fällen das Hämorrhoidalgebiet saniert werden muß. Dasselbe gilt natürlich auch von den anderen Primärinfekten. Immerhin muß gesagt werden, daß nicht alle chronisch rezidivierenden Phlebitiden von Primärherden aus unterhalten werden. Einmal von letzteren ins Werk gesetzt, können die Phlebitiden später weiterbestehen, selbst nachdem die Primärherde ausgeheilt sind oder entfernt wurden.

Die Behandlung der akuten und der chronischen Phlebitiden ist außerordentlich dankbar für die Homöopathie; die Heilung erfolgt meistens rasch, oft innerhalb weniger Tage, im Gegensatz zur Schulmedizin, wo die Behandlung meist mit längerer Bettruhe verbunden ist und oft Wochen dauert. Häufig tritt auch der Fall ein, daß chronische Phlebitiden, die anläßlich eines akuten Schubes homöopathisch behandelt werden, schon durch die akute Behandlung vollständig ausheilen und später nicht wieder auftreten. Rezidivieren sie hingegen nach homöopathischer Behandlung, so muß stets nach dem sicher vorhandenen Primärfocus geforscht und dieser saniert werden.

B e i P h l e b i t i s a c u t a s i n d f o l g e n d e M i t t e l a n g e z e i g t :

Mittel	Klinisches	Leitsymptome
Aconit	Bei ganz akut auftretenden Phlebitiden mit plötzlichem Beginn, insbesondere dann, wenn eine Erkältung vorangegangen ist.	Siehe Seite 10.
Agaricus	Akute Phlebitiden mit brennenden, stechenden Schmerzen. Das entzündete Gebiet ist rot und geschwollen, oft entsteht in der Umgebung ein papulöser Hautausschlag, der von unerträglichem Jucken und Brennen begleitet ist.	Frostbeulen, verschlimmert durch kaltes Wetter; Schwindel bei Sonnenbestrahlung. Eisig kalte Haut, außer im entzündeten Gebiet mit Empfindungen, wie von **Eisnadeln**. Die Buchstaben verschwinden beim Lesen. **Muskelzwitschern** im Bereich des Gesichtes, der Augen und der Ohren. Jucken der Nase innen und außen. Fazialisneuralgien. Süßlicher Geschmack im Munde. Aften an der Zungenwurzel; stechende Schmerzen im Munde und Rachen wie von **Spießen**. Aufstoßen mit einem Geschmack wie von Äpfeln. Brennen im **Magen**, begleitet von scharfen Stichen in der Lebergegend. Stiche unter dem linken Rippenbogen. Durchfall mit sehr fötidem Gasabgang. Regeln verstärkt und zu früh. Spastischer Husten mit Herausfliegen von kleinen Schleimklümpchen und gefolgt von **heftigem Niesen**. Rückenschmerzen in der Dorsal- und Lumbalgegend. Druckempfindlichkeit der Wirbelsäule. Rheumatische Schmerzen in den Gliedern, besser durch Bewegung; häufiges Erwachen aus dem Schlafe.

Psyche	Verschlimmerung	Besserung
Starker Regelfluß mit Abneigung gegen Arbeit, überschwenglich, singt, spricht, aber nimmt keine Notiz von anderen Personen; antwortet nicht auf Fragen.	Kälte; nach dem Essen; nach Beischlaf; bei Gewitter; Druck auf die Wirbelsäule.	Mäßige Bewegung; Wärme.

Mittel	Klinisches	Leitsymptome
Apis	Akute Phlebitis mit Verschlimmerung durch **Wärme**. **Eines der wichtigsten Mittel bei akuter Phlebitis.**	Neigung zu Ödemen insbesondere der unteren Augenlider, der Geschlechtsteile und der Uvula, welche in der Regel bei akuten Erkrankungen auftreten, mitunter aber auch ohne sichtbaren Grund. Beengung und Zusammenschnürungsgefühl, besonders in der Brust. Kein Durst. Unwillkürlicher Abgang von Urin oder von Stuhl wegen Sphinkterschwäche. Urin dunkel. Menge gering. Neigung zu Dyspnoe. Empfindung, als ob er nicht tief genug Atem holen könne. Rheumatische Gelenkentzündungen mit Schwellungen, insbesondere an den Fingern. Verträgt keinen Kleiderdruck. Schläfrig.
Arnica	Akute und subakute Formen der Phlebitis.	Kopfhitze bei kaltem Körper, Angina-pectoris-ähnliche Schmerzen mit Ausstrahlung in den linken Ellenbogen und die linke Hand; Stiche im Herzen. Schwacher und unregelmäßiger Puls. Abgeschlagenheit der Glieder. Muskelkater bei der geringsten Anstrengung, das Bett kommt ihm zu hart vor. Neigung zu infektiös-toxischen Hautausschlägen (Akne, Pusteln, meist symmetrisch auftretend). Schlaflosigkeit, besonders nach **starker Ermüdung** mit Kopfhitze. Träume von Tod, Verstümmelung, etc. Unwillkürlicher Stuhlabgang während des Schlafes.

Psyche	Verschlimmerung	Besserung
Apathisch, indifferent, aber heftig und wütend, wenn er beleidigt oder getadelt wird. **Eifersüchtig.** Arbeitsunlustig. **Ungeschickt,** läßt Dinge fallen.	**Hitze in jeder Form,** insbesondere **heiße Bäder,** Ruhe, nach Schlaf, in warmen, geschlossenen Räumen, nachmittags, Rechtslateralität, Kleiderdruck.	Frische Luft, Abdecken, kalte Bäder
Will nicht angesprochen noch berührt werden, indifferent, kann nicht planmäßig arbeiten. Verlangen nach Alleinsein, erklärt dem herbeigerufenen Arzt, er sei völlig gesund und habe keine Behandlung nötig.	Nach **Unfällen** und **psychischem** Schock, geringste Berührung, Bewegung, Weingenuß, feuchtkaltes Wetter.	Beim Liegen, besonders mit tiefgelagertem Kopf.

Mittel	Klinisches	Leitsymptome
Arsenicum album	Phlebitis bei schwachen, adynamischen Personen.	Brennende Ausflüsse bei Katarrhen der Nase, des Auges oder des Ohres. Kadaverähnlicher Körpergeruch. Neigung zu juckenden, meist schuppenden Hautausschlägen. Mangelnde Körperwärme. Neigung zu Ödemen. Übelkeit beim Anblick oder beim Riechen der Speisen. Ständiger Durst, trinkt aber nur wenig auf einmal.
Belladonna	Akute Phlebitiden.	Plötzlicher Beginn. Befallenes Glied heiß, gespannt, geschwollen, gerötet, Kopfhitze mit geröteten Wangen.
Crotalus horridus	Chronische Phlebitis.	Die Phlebitis geht häufig mit einer gelbbraunen, oft fast schwarzen Verfärbung der Haut des befallenen Gliedes einher. Rechtslateralität ausgesprochen. Photophobie, besonders auf künstliche Lichtquellen. Gelbe Skleren. Neigung zu Nasenbluten mit schwarzem, zähem Blut. Geringe Urinmenge. Hochgestellter Urin. Schwache Herzaktion. Tremor der Hände. Ameisenkribbeln oder Taubheit der unteren Extremitäten.

Psyche	Verschlimmerung	Besserung
Peinlich exakt in bezug auf Körperpflege, Kleidung und Ordnung. Ängstlich und unruhig, muß ständig den Platz wechseln; **egoistisch, feig; geizig.**	Kälte, feuchtkaltes Wetter, nach Mitternacht, kalte Speisen und Getränke, Rechtslateralität.	Wärme, warme Speisen und Getränke.
Heftiger Charakter, unruhig, will davonlaufen.	Berührung. Kalter Luftzug. Beim Liegen. Gegen Abend.	Lage mit erhöhtem Oberkörper und Kopf.
Ungeduldig, geschwätzig, Verlangen auszureißen. Träumt vom Tod. Auffahren im Schlaf.	Rechtslateralität, frische Luft. Morgens und abends, im Frühling. Beim Eintreten von warmem Wetter, feuchtes Wetter. Rückfälle jedes Jahr zur gleichen Zeit, besonders im Frühling.	Trockenes Wetter.

Mittel	Klinisches	Leitsymptome
Hamamelis	Alle Arten von Phlebitiden, besonders wenn solche mit venösen Stauungen einhergehen. Hämorrhoiden, Hämorrhoidalblutungen.	Varizenbildung in der Kehle, im Rektum und an den unteren Extremitäten. Neigung zu Blutungen aus den erkrankten Venen. Epistaxis. Es handelt sich um venöse Blutungen, das Blut koaguliert schlecht. Zungenbrennen. Durst, Regeln stark, dunkel. Schmerzen beim Follikelsprung. Schmerzen in den Samensträngen und Testikeln. Zusammenschnürungsgefühl auf der Brust, Muskel- und Gelenkschmerzen. Purpura und Ekchymosen.
Kalium carbonicum	Chronische Phlebitiden auch der Hämorrhoidalvenen.	**Angstgefühl in der Magengegend,** Dyspepsie. Schwellung der Oberlider besonders am **inneren** Augenwinkel. Verstopfung der Nase im warmen Zimmer. Starke Erkältlichkeit. Neigung zu Schnupfen und Anginen beim geringsten Luftzug. Stechende Schmerzen in der Brust- und Lebergegend. Sehr voluminöse Stühle mit Neigung zu Verstopfung. Verlangen nach **Süßem.** Trockenheit des Halses. Rückenschmerzen besonders nach dem Essen.
Lachesis	Akute und chronische Phlebitiden, besonders linksseitige.	Sehr empfindlich auf Kleiderdruck, besonders in der Gegend des Kehlkopfes. Gelbe Skleren, bläuliche Lippen. Zyanose. Lebergegend schmerzhaft. Rötliche oder bläulichrötliche Schweiße.

Psyche	Verschlimmerung	Besserung
Sehr empfindlich, verlangt respektvoll behandelt zu werden.	Tags, bei Ruhe, Berührung, im Freien, während den Regeln.	
Schwieriger Charakter, reizbar, unzufrieden, hartnäckig, überempfindlich auf Schmerzen, Geräusche und Berührung, kitzelig.	Kälte. Suppe und Kaffee. **3 Uhr. Nach Beischlaf.** Liegen auf der linken oder schmerzhaften Seite.	Warmes Wetter, feucht oder trocken. Tagsüber, bei Bewegung.
Geschwätzig. Traurig am Morgen, unruhig. Abneigung gegen Berufsarbeit. Eifersüchtig. Religiöse Wahnideen.	Nach Schlaf. Feuchtwarmes Wetter. Frühling und Herbst. Warme Bäder. Kleiderdruck. Linkslateralität.	Ausflüsse und Sekretionen aller Art (Regeln, Schweiße, Durchfall usw.).

Mittel	Klinisches	Leitsymptome
Lycopodium	Chronische Phlebitiden, meist begleitet von **Leberstörungen** und **Verstopfung**.	Verlangen nach **Süßem**, heißen Speisen und Getränken; meist magerer Typus mit Runzeln auf der Stirn und starken Nasolabialfalten; schüttelt ohne Grund ständig den Kopf, besonders wenn er einen Hut auf hat. Trockenheit der Kehle ohne Durst, Neigung zu **Dyspepsie**, besonders nach Genuß von Mehlspeisen und blähenden Gemüsen (**Bohnen**, Zwiebeln, **Kohl** usw.). Saurer Mundgeschmack. Appetitlosigkeit, aber der Appetit kommt beim Essen oder umgekehrt: hat Hunger, der nach den ersten Bissen verschwindet. Verstopfung.
Mercurius	Akute und chronische Phlebitiden.	Neigung zu Schnupfen mit profusem, reizenden Sekret. Übler Mundgeruch. Zusammenschnürungsgefühl am behaarten Kopf. Haarausfall. **Süßlicher, metallischer** Geschmack im Munde. Schlechte Gesichtsfarbe. Alveolarpyorrhoe. Belegte Zunge, Neigung zu Durchfall und Tenesmen besonders im Herbst und nach Früchtegenuß. Schmerzen in den Knochen und in den Gliedern, schlimmer nachts. Starke Erkältlichkeit, ölige Schweiße, Neigung zu Tremor, Haut feucht und zum Schwitzen geneigt.

Psyche	Verschlimmerung	Besserung
Will nicht allein sein. Flieht aber die Gesellschaft, Mangel an Selbstvertrauen, hastig beim Essen, verschreibt und verspricht sich, gereizt und traurig am **Morgen beim Erwachen,** äußerst empfindlich. Die kleinsten Unannehmlichkeiten regen ihn auf.	Rechtslateralität. Schmerzen gehen von rechts nach links und von oben nach unten. **16 bis 18 Uhr.** Hitze, warmes Zimmer, Bettwärme, warme Umschläge. Kleiderdruck.	Bewegung, nach Mitternacht, warme Speisen und Getränke, Erkältungen.
Neigt in allem zu Überdruß, mißtrauisch, langsam im Antworten.	**Nachts, feucht-kaltes Wetter. Witterungsumschlag.** Rechtsseitenlage. Schwitzen, warmes Zimmer und warmes Bett.	Wärme, Ruhe.

Mittel	Klinisches	Leitsymptome
Phosphorus	Phlebitiden.	Meist groß und schlank gewachsen, blonde oder rötliche Haarfarbe, Märzenflecken, Überempfindlichkeit auf Gerüche; kleine Wunden bluten stark; starker Durst auf kaltes Wasser, Verlangen nach Gewürzen, ständig hungerig, oft sogar **gleich** nach dem Essen. Aufstoßen des Mageninhalts; sehr übelriechende Stühle und Winde, Schwäche nach Stuhlgang, sehr dünnkalibrige Stühle. Neigung zu Heiserkeit, Brennen in der Gegend der Wirbelsäule bei langem Sitzen, ferner Brennen der Fußsohlen und der Handballen.
Pulsatilla	Akute und chronische Phlebitiden.	Starke Schwellung der Arm- und Handvenen. Schwere und müde Beine, besonders beim Stehen und Sitzen. Neigung zu Dyspepsie, besonders nach Fettgenuß. Trockener Mund **ohne** Durst. Gelbliche oder weißlich belegte Zunge mit bitterem Mundgeschmack am **Morgen**. Abneigung gegen fette und warme Speisen.
Ruta graveolens	Hauptsächlich chronische Phlebitiden.	Schmerzen in den Augen bei längerem Lesen, oft begleitet von Kopfweh. Akkommodationsstörungen. Neigung zu rheumatischen Beschwerden, besonders des Nackens, der Lendengegend, der **Handgelenke** und der

Fortsetzung Seite 174

Psyche	Verschlimmerung	Besserung
Strohfeuerhaftes, psychisches Verhalten, sofort begeistert, aber auch gleich wieder entmutigt. In der Schule meist geistige Langsamkeit und Zerstreutheit. Neigung zum Schlafwandeln. Erregbar; die geringste nervöse Erregung führt zu Hitzewellen in den verschiedensten Körpergegenden. Unruhe, muß ständig Hände und Füße bewegen. Überempfindlich auf äußere Eindrücke, leicht beleidigt.	Geistige und körperliche Anstrengung, **Dämmerung**, warme Speisen und Getränke, Wetterwechsel, nach Durchnässung, Liegen auf der linken Seite, **während eines Gewitters**.	In völliger Dunkelheit und nachts, beim Liegen auf der rechten Seite, kalte Speisen und Getränke, frische Luft. Abwaschungen mit kaltem Wasser, nach Schlaf, selbst nach kurzem Schlaf.
Sanft und weinerlich, schüchtern, unentschlossen. Launenwechsel; sehr von der Umgebung abhängig, sehr emotiv.	**Wärme, Fett**, gegen Abend, **warmes Zimmer**, Liegen auf der linken oder schmerzlosen Seite. Herabhängenlassen der Füße.	**Frische Luft, Bewegung**, kalte Umschläge, kalte Speisen und Getränke.
Depression, Hoffnungslosigkeit.	Niederliegen, Kälte, feuchtes Wetter.	

Mittel	Klinisches	Leitsymptome
		Beugesehnen. Empfindung, als ob die Sehnen verkürzt seien. Ständige Müdigkeit und Schwächegefühl in den Beinen.
Strontium carb.	Phlebitiden bei Arteriosklerose mit Hypertonie. Blutwallungen ins Gesicht und Pulsationen in den Arterien des Kopfes.	Schwindel mit Kopfweh und Übelkeit. Brennen und Röte der Konjunktiven; Tränenfluß bei starkem Fixieren; Appetitlosigkeit, insbesonders Abneigung gegen **Fleisch und Verlangen nach Brot und Bier.** Das Essen schmeckt fad. Aufstoßen nach dem Essen. Durchfall schlimmer nachts mit ständigem **Stuhldrang,** besser gegen Morgen. Völlegefühl im Abdomen. Rheumatische Schmerzen, besonders in der rechten Schulter. Ischias. Rheumatismus, begleitet von Durchfall. Spasmen im Fußgelenk mit ödematöser Schwellung desselben. Füße eisig kalt. Dilatation der Venen auf den Handrücken. Hautjucken und Ekzeme, welche brennen, mit Besserung in frischer Luft oder bei Sonnenbestrahlung. Nachts, Schweiße am ganzen Körper.
Vipera berus	Neigung zu Phlebitiden, deren Schmerzen durch Herabhängenlassen des betreffenden Gliedes stark verschlimmert werden. Neben Apis und Hamamelis das häufigste Mittel bei Phlebitiden.	Reflexe erhöht. Venen prall gefüllt, mit Empfindung, als wenn sie **bersten** wollten, insbesondere wenn das betreffende Glied herabhängt. Vergrößerung der Leber, livide Gesichtsfarbe, trockene Zunge mit oft bräunlichem Belag.

Psyche	Verschlimmerung	Besserung
Unruhe und Ängstlichkeit, Vorahnungen, Vergeßlichkeit.	In Ruhe, bei Beginn der Bewegung, Wetterwechsel und Kälte.	Beim Eintauchen der schmerzhaften Gelenke in heißes Wasser.
Bei Fieberdelirium abwechselnd mit Sopor. Geistige Funktionen vermindert.	Durch Berührung, durch Druck, Wetterwechsel. **Herabhängen der Glieder.**	Hochlagern der Glieder.

Phlebitis chronica

Es gibt zahlreiche Fälle, bei denen mehr oder weniger ständig entzündliche Prozesse in den Venen vorhanden sind, ganz besonders in denen der unteren Extremitäten und des Rektum. Bei länger dauerndem Bestehen kommt es dann zu bedeutenden Zirkulationsstörungen in den Beinen, zu chronischen Ödemen, Indurationen, Kälte der befallenen Extremität und schließlich zu Ernährungsstörungen und Geschwüren. Wir müssen daher die Forderung erheben, Phlebitiden wenn möglich im akuten Zustand gründlich auszuheilen, spätestens bei Beginn der chronischen Phase, denn dadurch können zahlreiche Folgen verhindert werden, die sonst die befallenen Patienten zeitlebens erheblich belästigen. Verschlimmerungsfaktoren der chronischen Phlebitiden sind besonders die Schwangerschaft, ferner stehende und sitzende Lebensweise, woraus sich die logische Folgerung ergibt, daß diesen Zuständen besonders während der Schwangerschaft Beachtung geschenkt werden muß und zweitens, daß bei sitzender und stehender Lebensweise Spaziergänge und Gymnastik verordnet werden sollte, welche, wenn sinngemäß ausgeführt, die Zirkulation verbessern und ebenfalls geeignet sind, Spätfolgen vorzubeugen. Am wichtigsten ist aber die homöopathische Behandlung, wobei insbesondere folgende Mittel in Betracht kommen:

a) pflanzliche und tierische Mittel:

Apis, Arnica, Crotalus horridus, *Hamamelis* (letzteres meist in Tiefpotenzen D 2–D 3), Lachesis (bei linksseitiger Phl.), **Vipera berus** (bei Verschlimmerung bei Tieflage und Besserung bei Hochlage der Beine) (siehe auch unter Phlebitis acuta), Pulsatilla.

b) konstitutionelle Mittel:

Vor allem kommen in Betracht

1. bei Psora: Sulfur, Calc. carb.; Calc. arsenic., Fluoric. acid., Lycopodium, Silicea;

2. bei Sykose: Fluoric. acid., Silicea, Thuja, Medorrhin;

3. bei postsyphilitischer Phlebitis: Mercurius, Luesinum;

4. bei Tuberkulinismus: Tuberculinum, T.R., Denys, Marmorek, Spenglers Immunkörper, Tub. bovinum;

5. Bei katalysatorischen Störungen: Zincum.
   Siehe mein Buch über Rheumatische Erkrankungen Seite 72–111.

Sehr veraltete Fälle von Thrombophlebitiden

Hier ist es meist zu teilweise organisierten Thromben gekommen mit chronischem Ödem und Induration der Extremitäten, deren Volumen oft außerordentlich vergrößert ist, ferner zu bräunlicher oder schwärzlicher Verfärbung infolge von Zirkulationsstörungen mit Gefahr der Ulcusbildung, in anderen Fällen wieder sind bereits Ulcera entstanden.

Das Ziel der Behandlung muß hier die Resorption der organisierten Thromben und die Wiederdurchgehungsmachung der befallenen Venen sein. Dies wird durch folgende Mittel begünstigt:

Mittel	Klinisches	Leitsymptome
Calcaria arsenicosa	Thrombenbildung infolge chronischer Phlebitis, Schwellung der betreffenden Glieder mit Verfärbung oder Ulceris. Müdigkeit der Beine.	Neigung zu Blutwallungen in den Kopf mit Schwindel. Kopfschmerzen mit Besserung beim Liegen auf der schmerzhaften Seite. Leberstörung mit vergrößerter Leber. Pankreasstörungen, Salivation. Nierengegend druckschmerzhaft. Häufiger Urindrang mit eiweißhaltigem Urin. Zusammenschnürungsgefühl in der Herzgegend mit Kurzatmigkeit oder Atemnot, Depression und eigentümlicher, vom Herzen nach dem Rücken und den Armen ausstrahlender Schmerz. Steifigkeit und Schmerzen im Nacken. Heftige Rückenschmerzen besonders am Morgen beim Erwachen, welche ihn aus dem Bett treiben.
Apis	Besonders bei starken Ödemen, verschlimmert durch Wärme und im Sommer.	Siehe Seite 164
Fluoric. acidum	Thrombosierte verhärtete Venen mit Ödemen. Neigung zu Dekubitus, schlimmer bei Wärme. Jucken in alten Narben. Jucken besonders im Bereich der Körperöffnungen, schlimmer bei Wärme.	Die Nägel wachsen **rasch.** Die ödematösen Partien sind schweißig anzufühlen. **Haarausfall.** Nekrose. Empfindung, als ob ein Wind durch die Augen blasen würde. Chronischer Schnupfen mit dumpfem Kopfweh. Zahnfisteln. Wärmegefühl in den Zähnen. Druck auf dem Magen. Hitze im Magen **vor** den Mahlzeiten. Abneigung

Fortsetzung Seite 180

Psyche	Verschlimmerung	Besserung
Depression und Ängstlichkeit. Herzklopfen bei geringster Aufregung.	Jede Anstrengung. Diätfehler.	Kaltes Wetter. Bei geringster Anstrengung aber schlimmer nachher.
Gleichgültig gegenüber Familienmitgliedern und Freunden. Meist außerordentlich fröhlich und leichtsinnig. Unfähig, Verantwortlichkeiten zu übernehmen.	Große Wärme und große Kälte, überhaupt **extreme Temperaturen.** Morgens früh. Warme Getränke.	Kühle, Spazierengehen.

Mittel	Klinisches	Leitsymptome
		gegen Kaffee und stark gewürzte Speisen. Verlangen nach kaltem Wasser. Es werden alle Magensymptome **gebessert** durch **Kleiderdruck**. Druckempfindlichkeit der Leber. Durchfall mit Abgang von Galle. Schwellung der Hoden. Regeln zu stark und zu lang dauernd, meist auch zu früh. Reizender Scheidenausfluß. Entzündung der Fingergelenke mit Empfindung, als ob ein Spieß unter dem Nagel stecke. Die Nägel **splittern** sich auf.

Als äußerliches Mittel bei solchen Zuständen hat sich mir gut bewährt: *Resina abietis:* Das Mittel wird in reinem Alkohol gut aufgelöst, so daß ein ziemlich dicker Sirup entsteht, derselbe wird auf die befallenen Stellen aufgepinselt und **eintrocknen** lassen. Meist bleibt eine gewisse Klebrigkeit zurück, so daß die Bedeckung der bestrichenen Stellen mit Seidenpapier und danach noch mit einer Binde zu empfehlen ist.

Man wiederholt den Anstrich etwa alle 5 bis 6 Tage, nachdem man in einem warmen Bad den alten Anstrich entfernt hat. Das Mittel hat eine tiefgreifende Wirkung auf thrombosierte Venen.

Akupunktur

Auch die Akupunktur kann vorteilhafterweise zur Bekämpfung solcher Zustände herangezogen werden. Selbstverständlich müssen in jedem Falle die

Pulse sorgfältig bestimmt werden, in der Regel kommen aber folgende Punkte in Betracht:
1. Fou-trou [Magen 32] (Silber)
2. Chang-tsiou des Beines [Milz-Pankreas 55] (Gold)
3. Ts'iou-ts'iuann [Leber 8] (Gold).

Krampfadernbildung

Ausgebildete, alte Varizen zurückzubilden gelingt uns nicht immer, da es sich ja hier n i c h t mehr um ein dynamisches Krankheitsgeschehen handelt, sondern um fixierte Endzustände, bei denen die Gewebsveränderungen endgültig sind. Immerhin ist es doch bei einem größeren Prozentsatz der Fälle möglich, Erfolge zu erzielen: erstens der weiteren Varizenbildung Einhalt zu gebieten und zweitens sogar Rückbildung, ja manchmal vollständiges Verschwinden der Krampfadern zu erreichen, so daß ein therapeutischer Versuch gerechtfertigt ist.

Mittel	Klinisches	Leitsymptome
Calcaria carbonica	Varizen an den Beinen. Kalte Füße mit nicht übelriechendem Fußschweiß und starker Empfindlichkeit der Fußsohle. Fettleibigkeit. Ellbogengelenk kann nicht bis auf 180° gestreckt werden.	Ekzeme als Kind, besonders Milchschorf. **Vergrößerte Lymphdrüsen** am Halse und in der Inguinalgegend. Neigung zu **Schnupfen** und Nasenbluten. **Erkältlichkeit.** Saurer Mundgeschmack. Sodbrennen. Verlangen nach **Süßem** mit Abneigung gegen Fett und Fleisch. Verlangen nach kalten Getränken. Durchfall nach **Milchgenuß** mit unverdauten, übelriechenden Stühlen oder Verstopfung, wobei der Stuhl zunächst hart, dann weich und schließlich flüssig ist. Regeln zu **stark** und zu **früh**. Neigung zu Bronchitis. Herzklopfen nach dem Essen. Lumbalgien, Disposition zu Nierensteinen. Rheumatische Schmerzen besonders der Schulter und Fingergelenke. Wunden heilen schlecht. Fröstelig oder Kältegefühl an verschiedenen kleinen Stellen, besonders im Gesicht. Kopfschweiße nachts.
Carboneum sulfuratum	Varizenbildung mit krampfartigen Schmerzen in den Beinen und Ameisenlaufen.	Äußerst empfindlicher Geruchsinn, Sodbrennen, Zungenbrennen, fötide Ausflüsse, Mangel an Appetit mit Verlangen zu Stimulantien und Tabak. Aufstoßen. Dyspepsie mit starker Gasbildung. Verstopfung; übler Geruch aus dem Munde. Durchfälle mit

Fortsetzung Seite 184

Psyche	Verschlimmerung	Besserung
Vorahnungen, Vergeßlich, langsam im Denken, hartnäckig, Hitzeempfindung im Kopf bei angestrengter Kopfarbeit; Abneigung gegen geistige und körperliche Arbeit.	Körperliche und geistige Anstrengungen, Steigen, Kälte, feuchtkaltes Wetter.	Trockenes, warmes Wetter. Liegen auf der schmerzhaften Seite.
Abneigung gegen geistige Arbeit.	Wärme, nachts, Bewegung.	

Mittel	Klinisches	Leitsymptome
		Tenesmen. Rückenschmerzen, Schmerzen in den Hüftgelenken. Muskelkrämpfe in den Extremitäten beim Gehen. Nagende Schmerzen in den Schienbeinen. Arthritiden.
Carbo vegetabilis	Zyanotisches Gesicht und Extremitäten, begleitet von Taubheit in den Gliedern. Kälteempfindung von den Knien bis zu den Füßen. Brennende Hitze in den Knochen. Ekchymosen und Akne; Haarausfall. Ulcus varicosum. Besonders geeignet bei Venektasien im Gesicht.	Schmerzhaftigkeit der Kopfhaut beim Berühren. Weiße Zunge. **Gasauftreibung** des Abdomens mit Aufstoßen. Völlegefühl und Schläfrigkeit nach dem Essen. Abneigung gegen Milch, Fleisch und Fette. Starker Windabgang, welche übelriechend sind. Feuchte Ausschläge am After, begleitet von Afterjucken oder -brennen. Durchfall mit äußerst übelriechenden Stühlen. Brennende Hämorrhoiden von bläulicher Farbe. Regeln zu früh und zu stark. Neigung zu Bronchitis und Heiserkeit, letztere schlimmer am Abend. Verlangen nach frischer Luft, aber fröstelig, doch ist ihm das warme Zimmer unangenehm.
Causticum	Varizenbildung, begleitet von Unruhe in den Beinen, besonders nachts.	Neigung zu Luftröhrenkatarrh mit Empfindung, wie wenn Luftröhre aufgeschürft wäre, auch Brennen. Husten mit Urinabgang, Lähmung der Stimmbänder mit Aphonie, brennende Aus-

Fortsetzung Seite 186

Psyche	Verschlimmerung	Besserung
Abneigung gegen Dunkelheit, Angst vor Geistern, plötzlicher Gedächtnisausfall.	Abends, warmes Zimmer, feuchtwarmes Wetter, nachts, Fette, Milch, Wein.	Durch Aufstoßen und Windabgang. Frische Luft. Kühle.
Ängstlichkeit, Gedächtnisschwäche, reizbar und ärgerlich, mitleidig, weint über Kleinigkeiten.	Trockenes, kaltes Winterwetter.	Feuchtigkeit und Regenwetter.

Mittel	Klinisches	Leitsymptome
		flüsse, Arthrosen und Empfindung von ziehenden Schmerzen in den Sehnen, wie wenn diese zu kurz wären.
Fluoric. acid.	Varizen (sehr häufiges Mittel auch bei Venektasien im Gesicht nach Carbo veg.).	Verlangen nach heftiger körperlicher Bewegung. Schwellung der Glabellagegend. Empfindung, wie wenn ein Wind durch die Augen blasen würde. Haarausfall, Zahnkaries, Fistelbildung an den Zähnen, am Anus. Druck auf dem Magen wie von einem Gewicht. Abneigung gegen Kaffee. Leberschmerzen. Regeln zu früh und zu lange. Rheumatische Schwellung der Fingergelenke. Venektasien.
Pulsatilla	Varizen	Schwere, müde Beine, besonders beim Stehen und Sitzen, beim Gehen wird es besser, tritt aber wieder auf bei längerem Gehen. Magendruck und schlechte Fettverdauung. Blonde, gelblich-rahmige Ausflüsse aus Nase, Augen und Scheide. Einseitige Gesichtsneuralgien. Kopfweh nach längerer geistiger Anstrengung.
Zincum	Varizen, Neigung zu Anämie (sehr häufiges Mittel).	Schlaflosigkeit, weil stets ein Unruhegefühl in den Beinen, so daß er die Beine ständig bewegen muß. Sodbrennen von Süßem. Verträgt keinen Alkohol. Hungergefühl um 11 Uhr. Spinalirritation. Fußschweiß.

Psyche	Verschlimmerung	Besserung
Indifferenz gegenüber den Familienangehörigen. Mangel an Verantwortlichkeitsgefühl. Ständig in bester Laune, was auch passieren mag.	Wärme, warme Getränke. Morgens. Extreme Temperaturen.	Kühle, beim Gehen.
Äußerst sentimental, weint wegen Kleinigkeiten. Sehr empfindlich, bald himmelhoch jauchzend, bald zu Tode betrübt. Neigung zu stillem Kummer.	Wärme, warme Speisen und Getränke. Warmes Zimmer, Fette, besonders Schweinefleisch, abends. Tieflagerung der Beine, Stehen.	Frische Luft, kühle Umschläge, Trost.
Gedächtnisschwäche, sehr empfindlich auf Geräusche, Abneigung gegen geistige Arbeit, sogar gegen Sprechen.	**Süßes, Alkohol,** während der Menstruation, Berührung, 17–19 Uhr, nach dem Essen.	Beim Essen. Ausflüsse. Schweiße; Auftreten von Hautausschlägen.

Arzneimittelverzeichnis

Acetanilidum 110
Aceticum acidum 104
Aconit 9, 10, 30, 62, 74, 162
Adonis vernalis 30, 44, 62
Agaricus 162
Ammonium carbonicum 44
Apis 74, 164, 176, 178
Apocynum cannabinum 62
Arnica 134, 164, 176
Arsenicum album 9, 30, 44, 62, 74, 116, 166
Arsenicum jodatum 30, 48, 64, 92, 134
Asclepias tuberosa 74
Aurum jodatum 92
Aurum muriaticum 30, 90

Baryta carbonica 92
Belladonna 9, 10, 166
Bryonia 76

Cactus grandifloris 9, 10, 26, 27, 28, 32, 46, 136
Calcaria arsenicosa 46, 138, 176, 178
Calcaria carbonica 94, 176, 182
Cantharis 78
Carboneum sulfuratum 182
Carbo vegetabilis 116, 184
Causticum 27, 184
Cenchrix 26
Chelidonium 88
China 110
Chininum arsenicosum 32
Chininum sulfuricum 34
Colchicum 9, 14, 78
Convalleria 9, 16, 27, 28, 50
Crataegus 50
Crotalus horridus 166
Cuprum metallicum 116, 138

Denys 176
Digitalis purpurea 9, 14, 28, 36, 52, 64, 118, 140

Fluoricum acidum 176, 178, 186

Hamamelis 168, 176
Helonias 26
Hepar sulfuris 27
Hydrocyanicum acidum 52, 108

Iberis 52
Ignatia 118, 140

Jodum 36, 142

Kalium carbonicum 78, 142, 168
Kalium jodatum 80, 96
Kalmia 12, 146

Lachesis 9, 16, 26, 27, 38, 88, 124, 146, 168, 176
Lacticum aceticum 104
Latrodectus mactans 144
Lilium tigrinum 148
Linaria 122
Luesinum 176
Lycopodium 66, 170, 176

Magnesia phosphorica 150
Magnolia grandiflora 9, 18, 27, 28
Marmorek 176
Medorrhin 176
Mercurius 82, 170, 176
Moschus 122

Naja 9, 18, 26, 27, 66, 152
Natrium muriaticum 152
Nux moschata 112
Nux vomica 27, 88, 154

Phaseolus 82
Phosphoricum acidum 106, 120
Phosphorus 9, 20, 38, 126, 172
Plumbum jodatum 98
Plumbum metallicum 96, 156
Pulsatilla 172, 176, 186

Rhus toxicodendron 40, 54
Ruta graveolens 172

Sarolatic acidum 56
Scylla 56
Scylla maritima 84
Silicea 176
Spenglers Immunkörper 176
Spigelia 9, 20, 68, 84, 112, 128, 156
Spongia tosta 9, 20, 27, 28, 68, 84, 114, 128, 158
Sulfur 86, 94, 126, 176
Strontia jodata 100
Strontium carbonicum 100, 174
Strophanthus 58, 70

Tabacum 158
Thuja 176
T. R. 176
Tuberculinum 176
Tuberculinum bovinum 176

Veratrum album 58, 128
Veratrum viride 9, 24
Vipera berus 40, 174, 176

Zincum 176, 186